心血管急重症病例精解

主编　李惠君　颜红兵　王丽丽　卢永康

上海科学技术文献出版社

Shanghai Scientific and Technological Literature Press

图书在版编目（CIP）数据

阜外深圳医院临床案例·心血管急重症病例精解 /
李惠君等主编 . -- 上海：上海科学技术文献出版社，
2023

ISBN 978-7-5439-8696-1

Ⅰ.①阜… Ⅱ.①李… Ⅲ.①心脏血管疾病—急性病
—诊疗②心脏血管疾病—险症—诊疗 Ⅳ.① R540.597

中国版本图书馆 CIP 数据核字（2022）第 207907 号

策划编辑：张　树
责任编辑：应丽春
封面设计：李　楠

阜外深圳医院临床案例·心血管急重症病例精解
FUWAI SHENZHEN YIYUAN LINCHUANG ANLI · XINXUEGUAN
JIZHONGZHENG BINGLI JINGJIE

主　　编：李惠君　颜红兵　王丽丽　卢永康
出版发行：上海科学技术文献出版社
地　　址：上海市长乐路 746 号
邮政编码：200040
经　　销：全国新华书店
印　　刷：朗翔印刷（天津）有限公司
开　　本：710mm×1000mm　1/16
印　　张：13
版　　次：2023 年 1 月第 1 版　2023 年 1 月第 1 次印刷
书　　号：ISBN 978-7-5439-8696-1
定　　价：168.00 元
http://www.sstlp.com

本书的编写与出版得到了深圳市"三名工程"项目："中国医学科学院阜外医院李惠君教授心血管急症快速救治体系建设团队"的大力支持，在此表示衷心感谢。

《阜外深圳医院临床案例·心血管急重症病例精解》

编委会名单

主　编

李惠君　颜红兵　王丽丽　卢永康

副主编

陈绮映　郭文钦　孙爱梅

唐文辉　黄维超　梁美玲

编　委

（按姓氏笔画排序）

左辉华　龙　娟　冯宗明

孙丽娜　吴志业　陈文倩

胡　伟　钟新波　姜福清

徐　验　高佳佳　郭文玉

黄　荣　曾繁芳

「前 言」

心血管急重症包括急性心肌梗死、主动脉夹层、急性心力衰竭、肺栓塞等疾病，这些患者病情往往"急""重""难"，其救治对临床医师提出了更高的要求，即使心内科专科医师也需要有扎实的临床功底才能游刃有余。同时心血管系统疾病的诊治理念、治疗技术及器械等变化日新月异，需要我们时刻关注学科领域的前沿进展，尤其是在心血管急重症诊断和救治方面更是呈现出协同化趋势，需要内科、外科、影像学科室等多学科协同。

有鉴于此，在深圳市"三名"工程的支持下，并得到"中国医学科学院阜外医院李惠君教授心血管急症快速救治体系建设团队"专家的指导，收集了近年我院经典的、罕见的心血管急重症病例，结合文字、图像，每个病例尽可能保留诊治过程中的实际情况，并进行讨论，结合基本知识和最新进展，归纳成册。这些病例的诊治过程中，给我们留下了深刻的教训和丰富的经验，开拓了视野，提高了心血管急重症的诊治能力。同时真心希望本书能对心血管内科医师、大内科医师、医学生等同道及广大读者有所帮助。

本书凝聚了中国医学科学院阜外医院深圳医院急重症中心全体医护人员的辛勤劳动和智慧，同时也得到医院众多青年医师的帮助和支持，是一部集体创作，感谢为本书做出贡献的全体医护人员。由于某些病例比较罕见，对疾病的认识也有逐步提高的过程，书中难免存在疏漏，讨论中也一定有考虑不周的地方，恳请各位读者及同道不吝指教，让我们共同提高。

编 者

2022 年 7 月

目 录

病例1 主动脉窦部血栓形成继发急性心肌梗死 …………………… 001

病例2 肌营养不良合并扩张型心肌病 …………………… 012

病例3 急性肺栓塞合并急性心肌梗死 …………………… 022

病例4 暴发性心肌炎 …………………… 033

病例5 冠状动脉多发巨大动脉瘤合并多发动脉狭窄闭塞 ………… 045

病例6 矫正型大动脉转位 …………………… 055

病例7 Takotsubo综合征 …………………… 068

病例8 急性心肌梗死合并室间隔穿孔 …………………… 088

病例9 ECMO置入术后下肢缺血继发骨筋膜室综合征 ………… 104

病例10 急性心肌梗死合并造影剂相关过敏性休克 ………… 116

病例11 急性心肌梗死合并左心室附壁血栓 ………… 125

病例12 冠状动脉起源异常并继发急性心肌梗死 ………… 135

病例13 冠心病合并系统性红斑狼疮反复冠状动脉狭窄、
支架内再狭窄 …………………… 143

病例14 骨髓增生异常综合征合并继发性血色病 ………… 152

病例15 库欣综合征致心力衰竭 …………………… 162

病例16 致心律失常性右室心肌病合并妊娠 ………… 170

病例17 自身免疫疾病合并主动脉瓣关闭不全 ………… 180

病例18 冠状动脉心肌桥疑致急性心肌梗死 ………… 190

主动脉窦部血栓形成继发急性心肌梗死

一、病历摘要

患者男性，36岁，身高168cm，体重60kg，BMI 21.3。主诉"突发胸痛2天，加重1小时"于2020年10月2日8：01入院。

现病史： 患者于2020年9月30日夜间11：30酒后出现胸痛，程度较轻，伴胸闷、恶心、无发热、呕吐、咳嗽、咳痰、呼吸困难、心悸、头晕、头痛等不适，至凌晨2：30缓解，患者翌日未至医院进一步就诊。2020年10月2日2点患者酒后再次出现胸痛，伴汗出、恶心，呕吐胃内容物1次，程度较前剧烈，呈压榨感，至当地医院就诊，查心电图提示急性下壁心肌梗死（具体报告未见），予阿司匹林、替格瑞洛、他汀等药物口服后2：51至我院就诊，复查心电图（2：52）提示左室下壁、后壁、右室导联ST段明显抬高（病例1图1），心脏超声提示主动脉右冠窦占位，左室下壁、后壁运动消失，LVEF 40%。3：45及3：48发作两次心室颤动，经电除颤恢复窦性心律后，立即予阿替普酶50mg溶栓并肝素3000U抗凝，溶栓后患者胸痛缓解，复查心电图见ST段回落，考虑溶栓成功，转入我科。

既往史及个人史： 平素体健。长期吸烟史，20支/日，10年，余无特殊。

入院前辅助检查：

1. 抽血化验

血常规：白细胞计数 $13.42 \times 10^9/L$ ↑，中性粒细胞百分比70%，血红蛋白206g/L，血小板计数 $289 \times 10^9/L$。

肝功能：总蛋白45.8g/L，白蛋白24.2g/L ↓，余项正常。

血脂：总胆固醇6.50mmol/L ↑，甘油三酯4.73mmol/L ↑，高密度脂蛋白胆固醇 0.92mmol/L，低密度脂蛋白胆固醇 4.48mmol/L ↑。

高敏肌钙蛋白 I 1.644ng/ml ↑，高敏肌钙蛋白 T 0.241ng/ml ↑。NT-pro BNP 161.6pg/ml。D 二聚体 1.11mg/L ↑。

肾功能、电解质、超敏 C 反应蛋白等结果正常。

2．我院急诊首份心电图　提示窦性心律，左室下壁、后壁及右室导联 ST 段明显抬高，对应的前壁导联 ST 段压低（病例 1 图 1）。

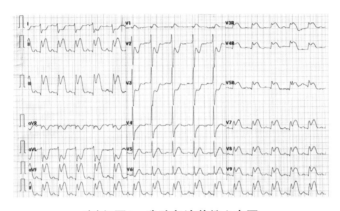

病例1图1　我院急诊首份心电图

3．溶栓期间动态复查心电图　见抬高的 ST 段逐渐回落，至溶栓后 100 分钟，ST 段回落 > 50%（病例 1 图 2 至病例 1 图 4）。

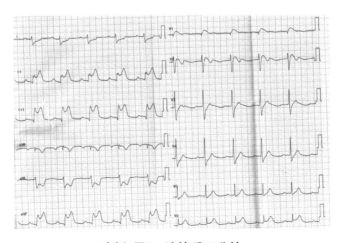

病例1图2　溶栓后30分钟

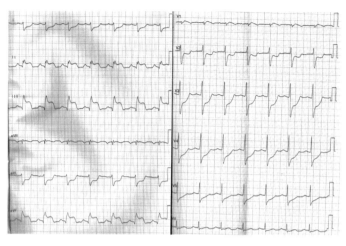

病例1图3　溶栓后60分钟

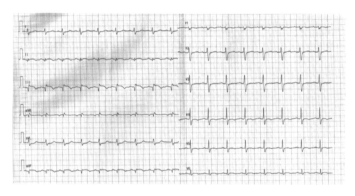

病例1图4　溶栓后100分钟

4. 心脏超声　提示主动脉右冠窦可见一等回声占位，疑似自右冠窦延伸至升主动脉，质软、轻度晃动，右冠脉口显示不清晰，左室下、后壁运动消失，左室收缩功能减低，LVEF 40%（病例1图5）。

5. 全主动脉及冠状动脉CT成像　提示升主动脉根部充盈缺损，考虑漂浮血栓可能，其余主动脉各主要分支未见明显异常。右冠状动脉开口受累、闭塞（病例1图6）。

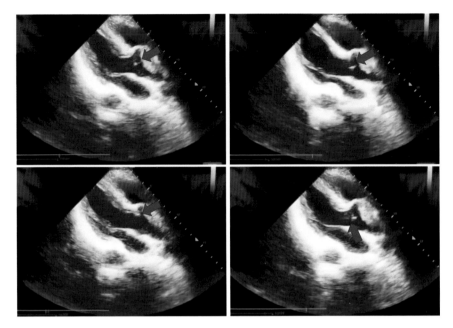

病例1图5　超声提示主动脉右冠窦等回声占位

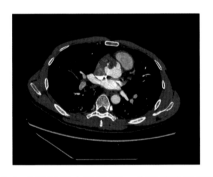

病例1图6　CT提示升主动脉根部充盈缺损、右冠状动脉开口闭塞（箭头所示）

入院查体： 体温 36.3℃，脉搏 99 次 / 分，呼吸 19 次 / 分，血压 119/87mmHg。双肺呼吸音清，双下肺闻及少许湿啰音，心律齐，心率 75 次 / 分，未闻及杂音，腹软无压痛，双下肢无水肿，双下肢皮温降低，以右侧明显，双侧足背动脉搏动消失。

入院诊断：

急性下后壁及右心室心肌梗死

冠状动脉性心脏病

　　主动脉根部血栓形成

　　　右侧冠状动脉窦血栓栓塞

　　心室颤动

　　心肺复苏术后

　　心功能Ⅱ级（Killip 分级）

高脂血症

低白蛋白血症

入院后辅助检查：

1. 抽血化验

血常规：白细胞计数 $17.58 \times 10^9/L$ ↑，中性粒细胞百分比 89.7% ↑，血红蛋白 201g/L，血小板计数 $227 \times 10^9/L$。

凝血功能（溶栓后）：凝血酶原时间 15.30 秒↑，活化部分凝血酶时间 27.20 秒↓，凝血酶时间 17.40 秒，纤维蛋白原 1.04g/L↓，INR 1.21↑。

尿蛋白 +++，尿潜血 +++。24 小时尿蛋白定量 7.56g↑。

超敏 C 反应蛋白 11.55mg/L↑。NT-pro BNP 354.1pg/ml↑。高敏肌钙蛋白 I 大于 50ng/ml↑，高敏肌钙蛋白 T 7.230ng/ml↑。D 二聚体 2.42mg/L↑。

肿瘤标志物、自身抗体谱、类风湿因子、抗 "O"、血浆蛋白 S、血浆蛋白 C、狼疮抗凝物筛查、抗心磷脂抗体、抗中性粒细胞胞浆抗体（ANCA）、免疫球蛋白等结果正常。

2. 床旁心脏超声　提示左室下、后壁运动减弱，左室收缩功能减低，LVEF 37%，主动脉右冠窦未见占位回声。

3. 外周血管超声　提示右侧髂外动脉可疑血栓，远端动脉流速降低，左侧腘动脉可疑血栓。双侧下肢静脉未见明显异常。双侧上肢动静脉未见明显异常。

4. 腹部超声　提示肝脏、胆囊、脾脏、双肾未见明显异常，腹腔未见积液。

二、诊疗经过

入院后复查床旁心脏超声提示主动脉右冠窦血栓回声消失，并且在2020年10月4日复查冠状动脉CT成像确认原升主动脉漂浮血栓消失，原右冠状动脉管腔显影（病例1图7）。治疗上予阿司匹林＋氯吡格雷双联抗血小板、抗凝，他汀降脂等。患者未诉胸闷、胸痛、心悸、气促等不适，但出现双下肢肿胀感、疼痛、麻木感，触之皮温降低，以右侧明显，双侧足背动脉搏动减弱，右侧明显。考虑主动脉根部血栓溶栓后导致下游动脉栓塞，予继续持续肝素静脉泵入，维持部分活化凝血活酶时间（APTT）延长1.5 ~ 2倍，5天后改为依诺肝素抗凝，前列地尔改善循环（使用7天）。动态复查肌钙蛋白逐渐下降（病例1图8），双下肢肿胀、疼痛等症状逐渐改善，期间动态复查双下肢血管超声及测量腿围（病例1表1）。

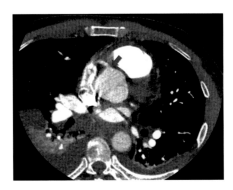

病例1图7　溶栓后复查CT见升主动脉根部血栓消失，
右冠状动脉管腔显影（箭头所示）

病例1表1　动态复查双下肢动脉超声及监测小腿腿围

时间	下肢动脉超声	双下肢小腿腿围
2020年10月2日	右侧髂外动脉可疑血栓；左侧腘动脉可疑血栓	右侧35.5cm，左侧34cm
2020年10月3日	右侧腘动脉闭塞；左侧腘动脉可疑血栓，远端缺血改变	右侧36cm，左侧34.5cm

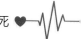

续表

时间	下肢动脉超声	双下肢小腿腿围
2020 年 10 月 5 日	右侧腘动脉血栓形成伴闭塞，胫前动脉远端闭塞；左侧腘动脉血栓形成	右侧 36cm，左侧 35cm
2020 年 10 月 6 日	右侧腘动脉血栓形成伴闭塞，胫前动脉远端闭塞，足背动脉节段性闭塞；左侧腘动脉血栓形成	右侧 34.5cm，左侧 33.5cm
2020 年 10 月 8 日	右侧腘动脉血栓形成伴闭塞，胫前动脉远端血流减弱；左侧腘动脉血栓形成	右侧 33cm，左侧 34cm

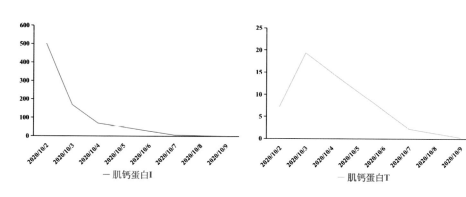

病例1图8　患者肌钙蛋白的变化趋势

　　患者血脂明显升高、低白蛋白血症，尿蛋白阳性，可疑肾病综合征，因此我们请肾内科会诊后，诊断为肾病综合征，原发性可能性大，建议待病情稳定后肾内科继续诊治。

　　经抗凝治疗后，多次复查超声仍见双下肢动脉栓塞情况，请我院血管外科会诊后，认为存在外科手术取栓指征，遂 2020 年 10 月 10 日转科并完善术前准备，于 2020 年 10 月 13 日行外科手术治疗，术中下肢动脉造影提示右腘动脉、胫腓干近心段闭塞，胫后动脉，腓动脉及胫前动脉通畅；左下肢动脉通畅（病例 1 图 9）。考虑血栓负荷重，对右下肢动脉行血栓抽吸及动脉内溶栓治疗。2020 年 10 月 16 日复查下肢动脉造影，见右腘动脉、胫腓干动脉未见显影（病例 1 图 10），行血管内取栓术，取出陈旧性混合性血栓，约

4.0cm×2.0cm×0.7cm 大小（病例 1 图 11）。术后患者恢复良好，于 2020 年
10 月 20 日带药（主要以利伐沙班 15mg，1 次 / 日抗凝）出院。

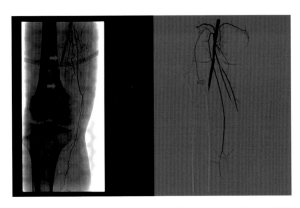

病例1图9　2020年10月13日下肢动脉造影提示右腘动脉、胫腓干近心段闭塞

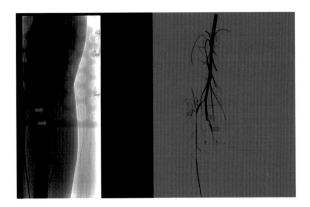

病例1图10　2020年10月16日复查下肢动脉造影提示右腘动脉、胫腓干仍未显影

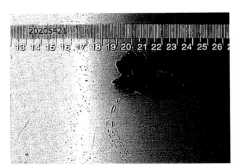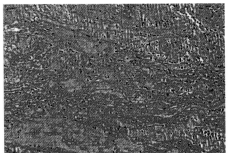

病例1图11　术后病理检查：混合性血栓

出院诊断：

急性下后壁及右心室心肌梗死

　　冠状动脉性心脏病

　　主动脉根部血栓形成

　　　　右侧冠状动脉窦血栓栓塞

　　心室颤动

　　心肺复苏术后

　　心功能Ⅱ级（Killip 分级）

双侧下肢动脉栓塞和血栓形成

肾病综合征

　　高脂血症

　　低白蛋白血症

　　后续随访：患者于我院出院后，转至肾内科进一步诊治，查 M 型磷脂酶 A2 受体抗体阳性，诊断为特发性膜性肾病，治疗加用糖皮质激素＋抗凝（华法林）治疗，术后 2 个月停用抗凝治疗，出院后半年随访无血栓事件发生，血管超声未见动静脉血栓形成。

三、病例讨论

　　由于主动脉腔内压力高、血流速度快，主动脉血栓形成较为罕见，主动脉血栓形成常继发于严重动脉粥样硬化、动脉瘤、夹层、血管炎症、创伤、恶性肿瘤等。本病例属于青年患者，虽然存在长期吸烟史的危险因素，但冠状动脉 CT 成像及外周动脉超声未见明显的粥样硬化改变，主动脉 CT 成像也未见夹层、动脉瘤等形成，这种非动脉粥样硬化及动脉瘤因素的主动脉血栓实属罕见，因此发病率较难估计。有系统性回顾报道称，主动脉腔内血栓可发生于升主动脉、主动脉弓、降主动脉和腹主动脉[1]，各个部位发生率依次为 11.5%、35.5%、38% 和 14%。

　　根据文献调查，主动脉血栓形成多为附壁血栓，而漂浮血栓实属罕见，国内外仅少数病例报告[2-4]。对于漂浮血栓，尤其是位于升主动脉根部的漂浮血栓，虽然临床表现不典型，甚至可完全无症状，不过一旦堵塞冠状动脉开口或血栓脱落，则可导致急性心肌梗死、脏器梗死、甚至猝死。本例患者由于漂浮血栓位于主动脉右冠窦，随着血流摆动而影响右冠状动脉血供，因而导致急性心肌梗死。Knoss 等[5] 报道了 2 例升主动脉根部漂浮血栓致急性心肌梗死的死亡病例，尸检结果分别显示漂浮主要位于右冠状动脉开口上方和左冠状动脉开口上方。

关于病因方面，目前认为血液高凝状态是可能的病因之一，如蛋白 C、蛋白 S 缺乏、自身免疫疾病、肿瘤等。本例患者根据化验检查提示大量蛋白尿、低白蛋白血症及高脂血症等线索，我们考虑为肾病综合征，而最终确诊为特发性膜性肾病。该类患者由于肾病综合征状态导致血浆抗凝和促凝系统失衡，往往存在血液高凝状态，血栓形成及栓塞则是最常见且最严重的并发症之一，但在升主动脉窦部血栓形成实属罕见。

主动脉血栓的治疗，可以分为药物抗凝治疗、外科开放手术切除治疗和腔内支架治疗[6]，既要针对血栓本身，也要预防远端动脉栓塞并发症。就本例患者而言，由于血栓堵塞右冠脉开口继而引起急性心肌梗死、继发反复心室颤动，我们采取了溶栓治疗，但遗憾的是在溶栓后出现双侧下肢动脉栓塞。

本病例提示我们，急性心肌梗死患者术前行心脏超声检查是非常必要的。超声检查有助于鉴别导致急性心肌梗死的原因，例如本例患者，假如未行超声检查而行急诊冠状动脉造影，可造成漂浮血栓脱落，其后果可能是灾难性的。事实上，对于升主动脉根部血栓形成，超声早期检出率是比较高的，Knoss[5] 等对 11 例病例荟萃分析，其中 1 例是冠状动脉造影诊断主动脉根部血栓，其余 10 例均由超声确诊。最后，对于主动脉根部血栓致急性心肌梗死的患者，在不具备外科急诊手术条件或患者拒绝手术时，急诊溶栓治疗也不失为一种替代选择，但应该警惕栓子脱落至体循环栓塞的风险。

（孙爱梅）

参考文献

[1]Fayad ZY, Semaan E, Fahoum B, et al.Aortic mural thrombus in the normal or minimally atherosclerotic aorta[J].Ann Vasc Surg, 2013, 27(3): 282–290.

[2] 袁由生，王照谦，贾崇富，等 . 肺动脉计算机断层摄影术血管造影意外检出升主动脉漂浮血栓一例 [J]. 中国循环杂志，2018，33（4）：403.

[3] 付浩哲，陈述，权晖，等 . 主动脉血栓合并多发动脉栓塞致脏器梗死 1 例 [J]. 中国血管外科杂志（电子版），2019，11（01）：63–65.

[4]Saygi S, Alioglu E, Karabulut MN, et al.A floating thrombus in sinus of valsalva complicated with cardiogenic shock in a patient with plasminogen activator inhibitor 1 4G/5G polymorphism[J].Echocardiography, 2011, 28(8): E164–167.

[5]Knoess M, Otto M, Kracht T, et al.Two consecutive fatal cases of acute myocardial infarction caused by free floating thrombus in the ascending aorta and review of literature[J].Forensic science international, 2007, 171(1): 78–83.

[6] 何长顺，张韬，李清乐，等 . 原发性主动脉壁血栓的诊疗进展 [J]. 中国普通外科杂志，2019，28（08）：1007–1011.

肌营养不良合并扩张型心肌病

一、病历摘要

患者男性，40 岁，身高 163cm，体重 65kg，BMI 24.5。主诉"确诊扩张型心肌病 3 年，咳嗽 1 个月，气促 3 天"于 2021 年 2 月 3 日 11：53 入院。

现病史：患者于 2017 年 7 月因"体检发现心电图异常"至我院就诊，心电图提示窦性心律，频发室性期前收缩，V_1 ~ V_4 导联 R 波递增不良。心脏超声提示左心扩大（左室舒张末径 67mm，左房前后径 41mm），左室壁运动普遍减弱，二尖瓣轻度反流，左室整体收缩功能下降，LVEF 32%。冠状动脉造影无异常。诊断为扩张型心肌病，予美托洛尔、培哚普利、曲美他嗪等药物治疗。1 个月前患者反复出现咳嗽，偶有咳痰，无发热、胸闷、胸痛、心悸、气促等不适，自行服用止咳药物后症状稍有改善。2021 年 2 月 1 日开始咳嗽加重，伴气促、夜间不能平卧。2 月 3 日 0：30 患者症状加重，伴乏力、大汗、端坐呼吸，立即至我院急诊就诊，测血压 73/40mmHg，心率 120 次 / 分，呼吸 35 次 / 分，考虑心源性休克，立即予强心、升压等紧急抢救，1：03 突发室性心动过速、意识丧失（病例 2 图 1），经电复律、气管插管、心肺复苏后（抢救约 1 小时）收入。

既往史及个人史：2020 年曾于外院诊断为"肌病"，具体不详。余无特殊。

入院前辅助检查：

1. 心电图　入院前突发室性心动过速，随后电复律恢复窦性心律（病例 2 图 1）。

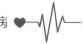

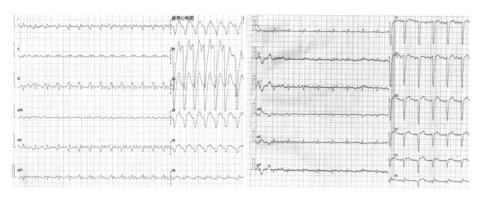

病例2图1　心电图

2. 头颅 CT 平扫　结果无异常。

3. 胸片　提示气管插管术后，心影明显扩大，肺淤血严重，双侧胸腔积液（病例 2 图 2）。

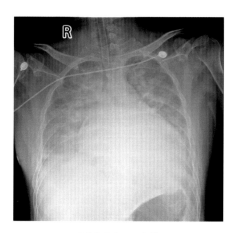

病例2图2　胸片

入院查体： 体温 36.9℃，脉搏 106 次 / 分，血压 90/63mmHg［多巴胺 5μg/（kg·min）静脉泵入］，呼吸 12 次 / 分（气管插管呼吸机辅助，IPPV 模式，潮气量 500ml，频率 12 次 / 分，PEEP 5cmH_2O）。昏迷，球结膜水肿，瞳孔等大等圆，对光反射（+），两肺底湿啰音。心界大，律齐，未闻及病理性心音。下肢无水肿；病理反射未引出。

入院诊断：

心源性休克

    扩张型心肌病

    室性心动过速

    心肺复苏术后

    心功能Ⅳ级（NYHA 分级）

肌病原因待查

入院后辅助检查：

1. 抽血化验

动脉血气分析：酸碱度 7.56 ↑，动脉血氧分压 121mmHg ↑，二氧化碳分压 31mmHg ↓，乳酸 3.9mmol/L ↑，碱剩余 6.2mmol/L ↑，实际碳酸氢根 27.8mmol/L ↑，标准碳酸氢根 29.8mmol/L ↑，钠 147mmol/L，钾 3.4mmol/L。

血常规：白细胞计数 19.19×10^9/L ↑，中性粒细胞百分比 87% ↑，血红蛋白 148g/L，血小板计数 217×10^9/L。

电解质：钾 3.68mmol/L，钠 148mmol/L，氯 105mmol/L，钙 2.02mmol/L。

肝功能：谷丙转氨酶 463U/L ↑，谷草转氨酶 809.5U/L ↑，余项目正常。

肌酸激酶 626U/L ↑，肌酸激酶同工酶 111U/L ↑，乳酸脱氢酶 995U/L ↑。

高敏肌钙蛋白 I 4.402ng/ml ↑，高敏肌钙蛋白 T 0.554ng/ml ↑。超敏 C 反应蛋白 154.78mg/L ↑，血小板压积 6.94ng/ml ↑。

二便常规、血糖、血脂、糖化血红蛋白、传染病四项、甲状腺功能等结果正常。

2. 心电图 提示窦性心动过速，频发室性期前收缩，肢体导联低电压，R 波递增不良，心室内传导阻滞（病例 2 图 3）。

3. 心脏超声 提示左心扩大，左心房扩大（前后径 50mm，左右径 62mm，上下径 65mm），左室舒张末径 64mm，室间隔及后壁不厚。心腔呈球形改变，双心室流出道扩大，房室瓣及动脉瓣瓣口开放幅度小，房室瓣瓣环扩大，二尖瓣中度反流，三尖瓣轻度反流，估测肺动脉收缩压 41mmHg。室壁运动普遍减弱，LVEF 15%（病例 2 图 4）。

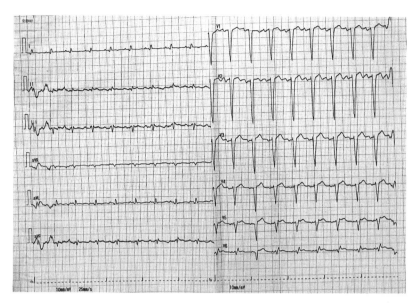

病例2图3　入院后心电图

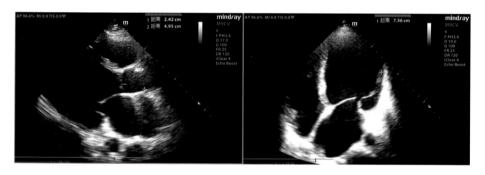

病例2图4　心脏超声显示全心扩大，扩张型心肌病表现

二、诊疗经过

入院后反复追问家属关于患者既往的病史及家族史，才如实告知患者的父亲在 36 岁时猝死，女儿目前被诊断"肌病、扩张型心肌病"（外院基因检测证实 LMNA 基因突变），四肢肌力明显下降，行走"鸭步"步态，心脏超声同样提示左心室显著扩大，LVEF 33%（病例 2 图 5）。患者既往于 2017 年

7月曾于我院住院诊治，期间行冠状动脉造影未见冠脉狭窄或闭塞病变，当时肌酶结果：肌酸激酶 626U/L ↑，肌酸激酶同工酶 111U/L ↑，心脏超声提示 LVEF 32%，当时考虑扩张型心肌病，予美托洛尔、培哚普利等（标准心力衰竭指南用药）带药出院。随后于 2019 年至外院住院诊治，完善基因检测提示 LMNA 基因突变（病例 2 图 6），诊断为肌营养不良症（常染色体显性遗传 Emery-Dreifuss 型肌营养不良）。

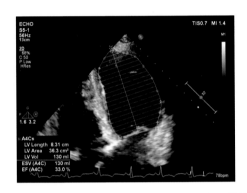

病例2图5　患者女儿我院心脏超声见左心室明显扩大，收缩功能明显下降

SNV及InDel检测结果

基因	突变位置	外显子	HGVS	突变类型	杂合性	变异评级	疾病及遗传方式
LMNA	chr1:1561 07458-15 6107458	exon10	NM_170707.3: c.1622G>A: p.R541H	nonsynony mous SNV	先证者：杂合	Pathogenic	Emery-Dreifuss muscular dystrophy 2, autosomal dominant（常染色体显性遗传Emery-Dreifuss 肌营养不良2），AD

病例2图6　外院基因检测结果

此次患者再次入我院，治疗上予多巴胺、去甲肾上腺素等升压，白蛋白扩容、利尿，联合甘露醇降颅压、醒脑静、胞磷胆碱等促醒，哌拉西林钠他唑巴坦抗感染及对症处理等治疗，患者血压波动在 100 ~ 110/55 ~ 70mmHg，心率波动在 85 ~ 110 次 / 分，血氧饱和度 95% 以上。入院后约 1 小时患者有自主睁眼，呼之能眨眼，但较为躁动，压眶轻微皱眉，呈浅昏迷状态。当日夜间出现发热，体温最高达 38.2℃。2021 年 2 月 4 日复查头颅 CT 提示右侧大脑半球轻度肿胀、脑水肿，神经内科会诊，考虑缺血缺氧性脑病，在目前治疗基础上，可加用激素及加强脱水、改善脑功能，预防深静脉血栓等治疗。2021 年 2 月 5 日留置胃管中回抽见血性液体，考虑消化道出血、应激性溃疡，予加强抑酸护胃治疗。2021 年 2 月 6 日痰培养提示耐甲氧西林金黄色葡萄球菌感染，调整抗感染方案为美罗培南＋利奈唑胺。2021 年 2 月 7 日中午患者再次出现室性心动过速，经电复律后转为窦性心律，仍可见频发室性期前收缩，加用胺碘酮持续静脉泵入。夜间患者出现心房颤动伴快速心室率，临时予西地兰（毛花苷丙）静脉推注后心室率逐渐降低至 110～125 次/ 分。2021 年 2 月 9 日患者肾功能恶化，血肌酐进行性升高，再次复查头颅CT 提示脑水肿有增加趋势。神经内科再次会诊，建议继续积极脱水、降颅压、促醒治疗，予床旁连续性肾脏替代治疗（CRRT）。尽管经积极治疗，患者最终因病情过于危重，心功能差，继而出现肺部感染、肝肾等多器官功能障碍而自动出院。

出院诊断：

心源性休克

　家族性扩张型心肌病

　　肌营养不良症（LMNA 基因突变）

　　　Emery-Dreifuss 型肌营养不良

　家族性扩张型心肌病

　全心扩大

　　二尖瓣中度关闭不全

　心律失常

　　室性心动过速

　　心房颤动

　　电复律术后

　心肺复苏术后

　心功能Ⅳ级（NYHA 分级）

缺血缺氧性脑病

肺部感染

多器官功能障碍

消化道出血

三、病例讨论

扩张型心肌病（dilated cardiomyopathy，DCM）是以心室增大且显著收缩功能障碍为特征性表现的一组疾病，除外高血压、心脏瓣膜病、先天性心脏病和缺血性心脏病等。近 40% 的 DCM 患者可筛查出遗传变异，迄今发现超过 60 个致病基因和扩张型心肌病有关[1]。随着分子遗传学的发展，目前我国指南[2] 主要分为原发性和继发性两类（病例 2 表 1），其中包括家族性 DCM，即一个家系中（包括先证者）在内 ≥ 2 名 DCM 患者，或在 DCM 患者一级亲属中有尸检证实为 DCM，或有不明原因的 50 岁以下猝死者。

病例2表1　扩张型心肌病的分类

原发性	家族性 DCM：该型约 60% 患者显示与 DCM 相关的 60 个基因之一的遗传学改变，主要方式为常染色体遗传
	获得性 DCM：指遗传易感和环境因素共同作用引起的 DCM
	特发性 DCM：原因不明，需要排除其他全身性疾病
继发性	特指全身性系统性疾病累及心肌，心肌病变仅仅是系统性疾病的一部分

DCM 相关的致病基因[2, 3]（病例 2 表 2）可以分为四类：第一类导致心肌收缩力产生异常，包括：①肌节和 Z 盘相关基因：如 TTN、MYH6、MYH7 等；②肌浆网和细胞质相关基因：如 PLN、RYR2、PRKAG2 等；③离子转运和调节相关基因：如 SCN5A、ABCC9、KCNQ1 等。第二类导致心肌收缩力传导异常，如 DES、VCL、FLNC 等。第三类导致心肌细胞内重要蛋白质合成障碍或细胞凋亡，如 LMNA、SYNE1/2、RBM20 等。第四类导致心肌细胞能量代谢障碍，如 SOD2、TAZ/G4.5、CTF1 等。目前的报道中，DCM 患者最为常见的致病基因为 TTN（10% ~ 20%），其次为 LMNA（6%）[2, 4-7]。

病例2表2　扩张型心肌病的主要突变基因频率

基因	蛋白	频率（％）
TTN	Titin	25 ~ 30
LMNA	Lamin A/C	10 ~ 15
MYH7	β–Myosin heavy chain	5 ~ 10
MYH6	α–Myosin heavy chain	5 ~ 10
TNNT2	Cardiac troponin T	5 ~ 10
ACTC1	Cardiac actin	5 ~ 10
BAG3	Athanogene 3	1 ~ 5
DSP	Desmoplakin	1 ~ 5
MYBPC3	Myosin–binding protein C	1 ~ 5
RBM20	RNA–binding protein 20	1 ~ 5
SCN5A	Sodium channel	1 ~ 5
TPM1	α–Tropomyosin	1 ~ 5

　　本例患者经基因检测明确为 LMNA 基因突变，而且其一级亲属中，父亲于 36 岁时猝死，女儿同样存在 LMNA 基因突变，显然属于家族性扩张型心肌病，为 LMNA 相关性肌病。关于 LMNA 相关性肌病，目前报道有不同表型，包括：肢带型肌营养不良 1B（LGMD1B）、常染色体显性遗传 Emery-Dreifuss 型肌营养不良（EDMD2），以及先天性肌营养不良（MDCL）等。该基因主要编码核纤层蛋白 A（Lamin A）、核纤层蛋白 C（Lamin C），这些蛋白参与许多细胞进程。因此，其突变除了引起神经肌肉性疾病外，还能引起心肌病、早衰综合征等。而 LMNA-DCM 患者，通常开始以轻度心律失常作为首发症状，然后逐渐恶化，在首次确诊扩张型心肌病后 8 年内接受心脏移植的比例高达五分之一，约 50% 患者需要植入起搏器或植入型心脏转复除颤器治疗，充血性心力衰竭发病率达 30%，猝死率达 30%[8]。随着年龄增长，由无症状 LMNA 基因型携带者转变为有症状的扩张型心肌病患者的比例年均近 9%[9]。

日前指南对于扩张型心肌病，尚未明确推荐常规进行基因检测。对于DCM 患者，基因检测结果不会深刻改变患者的临床管理，但基因检测结果则有助于家族性 DCM 患者的早期识别、追踪观察，并且在评估无症状家庭成员方面具有相当大的效用，可以识别那些未来有患病风险的人，并使随访合理化。此外，对于某些基因变异所致的 DCM 患者，基因检测结果可以影响临床管理的决策。例如 LMNA-DCM 患者，由于疾病后期存在恶性心律失常和心力衰竭的高发生率，早期的、预防性的植入型心脏转复除颤器治疗和早期心脏移植治疗可能有益[10]。对于本例患者，其早于 2017 年已确诊为扩张型心肌病，尽管此时尚未进行基因检测明确为 LMNA 突变，但当时主管医师已建议行植入型心脏转复除颤器治疗，并考虑进行心脏移植治疗，遗憾的是患者当时并未同意。又如，p.R222Q SCN5A 是一种与严重心律失常 DCM相关的功能获得变异，使用钠通道阻断药物已被发现能显著改善心室收缩功能[11, 12]。

最后，DCM 作为一种多基因疾病，其发病率高、病因复杂且预后差，临床上应提高警惕，对有家族史的高危人群应该进行早期检查和预防，加强症状前诊断。

（黄 荣 胡 伟）

参考文献

[1]Hershberger RE, Hedges DJ, Morales A.Dilated cardiomyopathy: the complexity of a diverse genetic architecture[J].Nat Rev Cardiol, 2013, 10(9): 531-547.

[2]中华医学会心血管病学分会，中国心肌炎心肌病协作组 . 中国扩张型心肌病诊断和治疗指南 [J]. 临床心血管病杂志，2018，34（05）：421-434.

[3]Schultheiss HP, Fairweather D, Caforio A, et al.Dilated cardiomyopathy[J].

Nat Rev Dis Primers, 2019, 5(1): 32.

[4]Mestroni L, Brun F, Spezzacatene A, et al.Genetic Causes of Dilated Cardiomyopathy[J].Prog Pediatr Cardiol, 2014, 37(1-2): 13-18.

[5]Pugh TJ, Kelly MA, Gowrisankar S, et al.The landscape of genetic variation in dilated cardiomyopathy as surveyed by clinical DNA sequencing[J].Genet Med, 2014, 16(8): 601-608.

[6]McNally EM, Mestroni L.Dilated Cardiomyopathy: Genetic Determinants and Mechanisms[J].Circ Res, 2017, 121(7): 731-748.

[7]Hershberger RE, Givertz MM, Ho CY, et al.Genetic Evaluation of Cardiomyopathy-A Heart Failure Society of America Practice Guideline[J].J Card Fail, 2018, 24(5): 281-302.

[8]Dalin MG, Engstrom PG, Ivarsson EG, et al.Massive parallel sequencing questions the pathogenic role of missense variants in dilated cardiomyopathy[J].Int J Cardiol, 2017, 228: 742-748.

[9]Hasselberg NE, Haland TF, Saberniak J, et al.Lamin A/C cardiomyopathy: young onset, high penetrance, and frequent need for heart transplantation[J].Eur Heart J, 2018, 39(10): 853-860.

[10]Kumar S, Baldinger SH, Gandjbakhch E, et al.Long-term arrhythmic and nonarrhythmic outcomes of lamin A/C mutation carriers[J].J Am Coll Cardiol, 2016, 68(21): 2299-2307.

[11]Mann SA, Castro ML, Ohanian M, et al.R222Q SCN5A mutation is associated with reversible ventricular ectopy and dilated cardiomyopathy[J].J Am Coll Cardiol, 2012, 60(16): 1566-1573.

[12]Zakrzewska-Koperska J, Franaszczyk M, Bilinksa Z, et al.Rapid and effective response of the R222Q SCN5A to quinidine treatment in a patient with Purkinje-related ventricular arrhythmia and familial dilated cardiomyopathy: a case report[J].BMC Med Genet, 2018, 19(1): 94.

急性肺栓塞合并急性心肌梗死

一、病历摘要

患者男性，64岁，身高165cm，体重70kg，BMI 25.7。主诉"胸背痛2天，胸闷12小时"于2022年1月12日9：36入院。

现病史：患者2天前出现胸背部疼痛，伴有血压异常升高，收缩压高达200mmHg，持续1天可逐渐缓解，但仍有间断发作，可自行缓解，患者未至医院进一步诊治。2022年1月11日21：00左右患者出现胸闷，自觉心前区憋闷感，伴有全身乏力，无发热、咳嗽、咳痰、恶心呕吐、呼吸困难、心悸、出汗、头晕、头痛等不适，当地镇医院查心电图提示Ⅲ、aVF导联ST段压低，肌钙蛋白升高（具体不详），心脏超声见大量心包积液，主动脉瓣中度反流。随后转往区人民医院，测血压低（具体不详），患者出现明显乏力、头晕，步态不稳，予多巴胺、去甲肾上腺素持续静脉泵入后，血压基本可维持在收缩压90～100mmHg，急查主动脉CT成像未见主动脉夹层征象；肌钙蛋白Ⅰ 1.88ng/ml↑。遂转至我院急诊，查床旁动脉血气无异常，完善冠状动脉及肺动脉CT成像后收入我科。

既往史及个人史：有高血压病病史10年，收缩压最高160⁺mmHg，服用替米沙坦80mg 1次/日和氨氯地平5mg 1次/日，自诉血压一般维持在120/80mmHg左右。有精神分裂症病史，长期每晚服用利培酮1mg、氯氮平25mg、丙戊酸钠0.2g。有长期大量吸烟史，20支/日，30年。余无特殊。

入院前辅助检查：

1. 抽血化验

血常规：白细胞计数 14.78×10^9/L↑，中性粒细胞百分比86.6%↑，血红蛋白 132g/L，血小板计数 255×10^9/L。

高敏肌钙蛋白 I 9.383ng/ml ↑，高敏肌钙蛋白 T 2.310ng/ml ↑。血肌酐 140μmol/L ↑。D 二聚体 1.77mg/L ↑。床旁动脉血气分析结果无异常。

2. 急诊心电图　提示窦性心动过速，心率 116 次 / 分，Ⅲ、aVF、V_3 ~ V_6 导联 ST 段压低，无 $S_1Q_{\text{Ⅲ}}T_{\text{Ⅲ}}$ 改变（病例 3 图 1）。

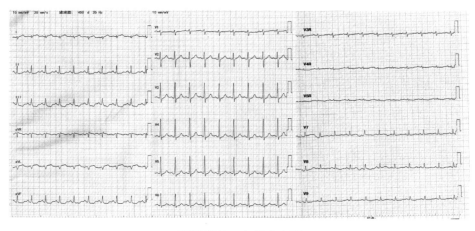

病例3图1　入院心电图

3. 床旁心脏超声　提示少量心包积液（左室后壁液深 4mm，侧壁液深 5mm，心尖液深 5mm，右室前壁 5mm），各房室腔内径正常范围内，左室舒张功能减低，左室壁运动普遍减弱，左室整体收缩功能减低，LVEF 42%。下腔静脉无增宽。

4. 主动脉 CT 成像　提示主动脉粥样硬化性改变，并小溃疡形成；升主动脉扩张；左颈总动脉近段轻度狭窄；冠状动脉粥样硬化性改变；肺栓塞；少 - 中量心包积液；两肺背侧渗出性病变，两侧少量胸腔积液；肝囊肿。

5. 肺动脉 CT 成像　提示右肺上叶尖段、前段动脉、中叶外侧段动脉、下叶前基底段、内基底段动脉内见节段性偏心充盈缺损影，考虑右肺动脉分支栓塞（病例 3 图 2）。两肺纹理增重，背侧胸膜下见斑片影及磨玻璃影，两侧胸腔内少量积液。心包腔内见液体密度影，最厚处位于心尖部，径约 14mm。肝内见无强化类圆形低密度结节影，考虑肝囊肿。

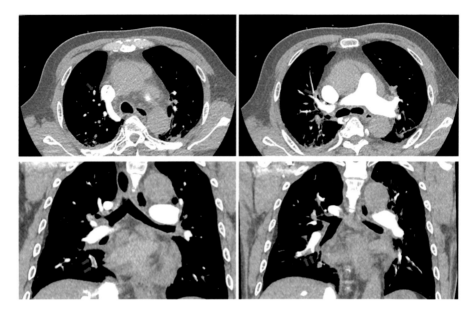

病例3图2　肺动脉CT成像提示右肺动脉分支栓塞

6. 冠状动脉CT成像　提示冠状动脉分布呈右优势型，冠状动脉粥样硬化性改变，前降支中段可疑重度狭窄，回旋支疑轻度狭窄，右冠状动脉疑轻-中度狭窄。少量心包积液，两侧少量胸腔积液。

入院查体：体温36.4℃，脉搏75次/分，呼吸19次/分，血压95/73mmHg［多巴胺3μg/（kg·min）及去甲肾上腺素0.04μg/（kg·min）维持］。双肺呼吸音清，未闻及干湿啰音。心律齐，心率75次/分，未闻及杂音，腹软无压痛。双下肢无水肿。

入院诊断：

急性肺动脉栓塞

冠状动脉粥样硬化性心脏病（待查）

　急性心肌梗死（待查）

高血压病3级（极高危组）

精神分裂症

入院后辅助检查：

1. 抽血化验

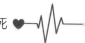

血常规：白细胞计数 13.66×10⁹/L ↑，中性粒细胞百分比 73.2%，血红蛋白 129g/L，血小板计数 232×10⁹/L。

肾功能：肌酐 159μmol/L ↑，尿酸 391μmol/L，尿素氮 5.59mmol/L。

超敏 C 反应蛋白 55.31mg/L ↑。NT-pro BNP 863.4pg/ml ↑。高敏肌钙蛋白 I 10.886ng/ml ↑，高敏肌钙蛋白 T 2.430ng/ml ↑。D 二聚体 2.42mg/L ↑。

二便常规、肝功能、电解质、凝血功能、血脂、空腹血糖、糖化血红蛋白、降钙素原、甲状腺功能、肿瘤标志物、自身抗体谱、类风湿因子、抗 "O"、血浆蛋白 S、血浆蛋白 C、狼疮抗凝物筛查、抗心磷脂抗体等结果正常。

2.　心脏超声　提示微量心包积液（右室前壁 5mm），左室侧、后壁运动减弱，左室收缩功能减低，LVEF 36%。

3.　外周血管超声　双侧颈总、颈内、颈外动脉内膜改变考虑轻度硬化。双侧下肢动脉轻度硬化。双侧下肢静脉未见明显异常。

二、诊疗经过

患者以突发胸背部疼痛起病，伴血压升高、胸闷不适，我院急诊心电图提示Ⅲ、aVF 导联 ST 段压低，肌钙蛋白显著升高，冠状动脉 CT 成像提示前降支中段可疑重度狭窄，入院后复查心脏超声见左室侧、后壁运动减弱，肌钙蛋白较前升高，合并高血压、长期大量吸烟史等危险因素，冠心病、急性非 ST 段抬高型心肌梗死诊断成立。另外根据肺动脉 CT 成像结果及 D 二聚体明显升高，右肺动脉分支栓塞同样诊断明确。因此，该患者是同时出现急性肺栓塞和急性心肌梗死。

完善相关评分进行危险分层。急性非 ST 段抬高型心肌梗死 Grace 评分为 130 分，属于中危。而急性肺动脉栓塞的危险分层，当前国际指南一般以 PESI（Pulmonary Embolism Severity Index）评分或简化 sPESI 评分进行急性肺动脉栓塞危险分层[1]（病例 3 表 1）；我国 2018 年指南[2]则根据血流动力学状态、右心功能及心脏标志物三个要素进行分层：首先根据血流动力学状态，不稳定者定义为高危，稳定者定义为非高危，随后对于根据是否存在右心功

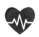

能不全和（或）心脏标志物升高将非高危者分为中危和低危。由于患者超声未见下肢深静脉血栓形成，动脉血气无异常（我院急诊床旁结果），无明显低氧血症，血流动力学稳定（入院后 12 小时内减停多巴胺、去甲肾上腺素等药物），完善 PESI 评分为 104 分，SPESI 评分为 1 分，属于中危，无溶栓指征，存在抗凝指征。目前对于合并肺栓塞的急性心肌梗死患者的抗栓治疗尚无相关临床证据，我们予铝镁匹林＋氯吡格雷双联抗血小板，联合低分子肝素抗凝，以及他汀降脂、改善预后等治疗。

病例3表1　急性肺栓塞PESI及简化SPESI评分

项目	PESI 评分	sPESI 评分
年龄	年龄为初始分值	1 分（如年龄＞ 80 岁）
男性	10	–
肿瘤	30	1
慢性心力衰竭	10	1
慢性肺部疾病	10	
脉搏≥ 110 次 / 分	20	1
收缩压＜ 100mmHg	30	1
呼吸频率＞ 30 次 / 分	20	–
体温＜ 36℃	20	–
精神状态改变	60	–
动脉血氧饱和度＜ 90%	20	1

注：在 PESI 评分中，总分≤ 65 分为Ⅰ级，66 ~ 85 分为Ⅱ级，86 ~ 105 分为Ⅲ级，106 ~ 125 分为Ⅳ级，＞ 125 分为Ⅴ级，其中Ⅰ~Ⅱ级为低危，Ⅲ~Ⅳ级为中危，Ⅴ级为高危。

在 sPESI 评分中，0 分为低危，≥ 1 分为中危。

2022 年 1 月 14 日复查心电图见下壁、侧壁导联 T 波倒置，2022 年 1 月 15 日反复出现胸痛症状，以左侧为主，经使用硝酸酯类药物后症状缓解。同日复查心脏超声提示左室壁运动稍弱，以侧壁、下后壁显著，LVEF 40%。2022 年 1 月 19 日完善冠脉造影检查提示：左主干未见异常，前降支近中段

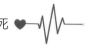

弥漫斑块伴狭窄最重约 70%，中远段弥漫狭窄 30% ~ 40%，第 1 对角支自开口完全闭塞，第 2 对角支近段弥漫狭窄 50% ~ 60%，回旋支近中段弥漫斑块伴狭窄最重约 70%，第 2 钝缘支自开口完全闭塞，右冠脉第 1、2 转折间长节段狭窄 60% ~ 70%，左室后侧支、后降支弥漫斑块（病例 3 图 3）。考虑冠状动脉多支病变，且病变弥漫，未行进一步介入处理。

在三联抗栓 1 周后，调整为达比加群酯（110mg 2 次 / 日）＋氯吡格雷（75mg 1 次 / 日）的抗栓方案。经以上治疗，患者的肌钙蛋白及 D 二聚体逐渐降至正常（病例 3 图 4）。后续我们打算进一步完善心脏磁共振成像（CMR）检查，以进一步明确心肌梗死诊断和评估心功能，但由于患者未能配合检查而无法完成。随后患者因病情明显缓解，于 2022 年 1 月 28 日好转出院。我们将在后续加强随访、观察。

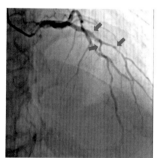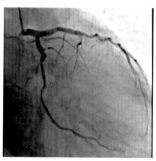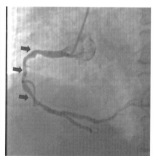

病例3图3　冠状动脉造影情况

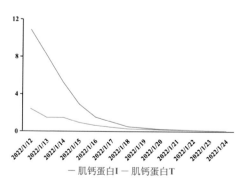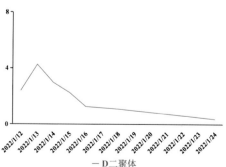

病例3图4　患者肌钙蛋白及D二聚体的变化趋势

出院诊断:

急性肺动脉栓塞

急性非 ST 段抬高型心肌梗死

冠状动脉粥样硬化性心脏病

心功能Ⅳ级（Killip 分级）

高血压病 3 级（极高危组）

精神分裂症

主动脉溃疡

双侧颈动脉粥样硬化

随访：2022 年 4 月 26 日患者至我院复查，D 二聚体及高敏肌钙蛋白正常，肺动脉 CT 成像未见肺动脉及其分支充盈缺损。心脏超声提示左心室侧壁、后壁运动可疑减弱，LVEF 57%。我们再次建议患者完善心脏磁共振检查，但患者未能配合检查而无法完成。继续予达比加群酯（110mg 2 次 / 日）＋氯吡格雷（75mg 1 次 / 日）抗栓治疗，出院至今患者未再诉胸痛不适。

三、病例讨论

肺栓塞是以各种内源性或外源性栓子阻塞肺动脉或其分支引起肺循环障碍的临床和病理生理综合征的总称，包括肺血栓栓塞（pulmonary thromboembolism，PTE）、脂肪栓塞、羊水栓塞、空气栓塞、肿瘤栓塞等，其中 PTE 为肺栓塞最常见类型，引起 PTE 的血栓主要来源于下肢深静脉血栓形成（deep venous thrombosis，DVT），PTE 和 DVT 合称为静脉血栓栓塞症（venous thromboembolism，VTE）。PTE 的确诊检查首选肺动脉 CT 成像，本例患者即为经过肺动脉 CT 成像而确诊 PTE。

PTE 和急性心肌梗死均具有相似的临床表现，临床中易漏诊及误诊。回顾文献报道的肺栓塞合并心肌梗死的病例，多数是心肌梗死同时存在心力衰竭、卧床时间较长、高龄、合并肺部感染或长时间留置静脉通路，继发出现深静脉血栓、肺栓塞。本例患者却是同时出现急性肺栓塞和急性心肌梗死，较为罕见，因及时识别并治疗，最终结局良好。

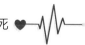

目前对于合并 VTE 的急性冠脉综合征患者，该如何抗血小板治疗，尚无相关临床证据。根据我国专家共识[3]：急性冠脉综合征合并 PTE，可选择阿司匹林＋氯吡格雷＋新型口服抗凝药或华法林三联抗栓治疗至少 3 个月，随后根据病情决定是否停用新型口服抗凝药或华法林；除非紧急支架置入，否则均应按指南优先处理 PTE，尽可能在完成 PTE 的抗栓治疗 3 个月后再行支架置入。本例患者无紧急支架置入指征，经强化药物治疗后胸痛症状可缓解，因此予铝镁匹林＋氯吡格雷＋低分子肝素三联抗栓治疗，冠脉造影提示病变为临界病变，无支架置入指征，我们在三联抗栓 1 周后改为达比加群酯＋氯吡格雷的继续抗栓，持续 12 个月，该抗栓方案治疗 3 个月后，复查肺动脉 CT 成像未见肺动脉及其分支充盈缺损。

本例患者既往无反复动静脉血栓形成病史及家族史，免疫结缔组织疾病相关检查无异常，排除易栓症可能性。其他常见 DVT/PTE 的危险因素（病例3 表 2）中，经过反复追问患者病史及完善一系列检查后，同样未发现明确的危险因素。由于患者合并精神疾病，长期口服相关精神药物，在查阅了相关文献后，我们考虑这可能与抗精神病药物相关。

病例3表2　VTE常见的危险因素

遗传性危险因素	获得性危险因素		
	血液高凝状态	血管内皮损伤	静脉血流瘀滞
抗凝血酶缺乏	高龄	手术（多见于髋关节或膝关节置换）	瘫痪
蛋白 S 缺乏	恶性肿瘤	创伤/骨折（多见于髋部关节和脊髓损伤）	久坐（长途旅行）
蛋白 C 缺乏	抗磷脂抗体综合征	中心静脉置管或起搏器	急性内科疾病住院
V 因子 Leiden 突变（活性蛋白C抵抗）	口服避孕药	吸烟	
凝血酶原 20210A 基因变异	妊娠/产褥期	高同型半胱氨酸血症	

续表

遗传性危险因素	获得性危险因素		
	血液高凝状态	血管内皮损伤	静脉血流瘀滞
XII因子缺乏	静脉血栓病史/家族史	肿瘤化疗	
纤溶酶原缺乏	肥胖		
纤溶酶原不良血症	炎症性肠病		
血栓调节蛋白异常	肝素诱导血小板减少症		
纤溶酶原激活物抑制因子过量	肾病综合征		
非 O 血型	真性红细胞增多症		
	巨球蛋白血症		
	植入人工假体		

　　关于抗精神病药物与 VTE 的关系，早在 1959 年就有个案报道或观察研究发现抗精神病药物可能是 VTE 的危险因素 [4]。目前抗精神病药物已经从氟哌啶醇、氯丙嗪为代表的一代抗精神病药物发展为以氯氮平、利培酮等为代表的二代精神病药物。无论是氯氮平还是利培酮，不乏关于引起 VTE 的报道。例如，有瑞典学者汇总了 1989—2000 年 12 例氯氮平治疗期间发生 VTE 的情况，其中 6 例为 PTE，6 例为 DVT，患者平均年龄 38 岁，氯氮平平均剂量为每日 277mg（75 ～ 500mg）[5]。Kamijo 等 [6] 收集了 1996—2000 年日本急诊诊断为特发性 PTE 的患者，有 7 例服用抗精神病药物，占特发性 PTE 患者的 44%，其中 5 例服用氯丙嗪，2 例服用利培酮。国内学者荟萃分析结果显示，不管是第一代抗精神病药物，还是第二代抗精神病药物均会导致 VTE 的发生风险增加，同时第一代抗精神病药物的暴露还会增加 PTE 的发生风险 [7]。

　　深究此类药物引起 VTE 的机制，尚未有确切定论，这可能与其直接或间接增加体重，以及地西泮镇静作用使得患者运动减少、静脉血流缓慢等相关。其他可能的机制包括增加 IGMI- 抗心磷脂抗体[8]、增加垂体催乳素分泌[9]、增加 5- 羟色胺所致的血小板聚集等[10]。本例患者长期口服氯氮平及利培酮抗精神病药物，前者为 5- 羟色胺受体阻滞剂，是治疗难治性精神分裂症的首选药物；后者为 5- 羟色胺和多巴胺 D2 受体拮抗药，作为氯氮平增效剂而配合使用。或许该患者发生 PTE 的机制与氯氮平及利培酮两个药物增加 5- 羟色胺所致的血小板聚集相关。

最后，关于使用氯氮平而发生 VTE 的人群，据报道称，VTE 发病平均年龄约 40 岁、氯氮平平均使用剂量为 350mg/d、约 39% 出现在使用的头 3 个月内、多见于单独使用氯氮平（54%）[11]。有鉴于此，我们将在日后随访中，联合精神科医师，加强随访、观察。

（陈绮映）

参考文献

[1]Konstantinides SV，Meyer G，Becattini C，et al.2019 ESC Guidelines for the diagnosis and management of acute pulmonary embolism developed in collaboration with the European Respiratory Society（ERS）[J].Eur Heart J，2020，41（4）：543-603.

[2] 中华医学会呼吸病学分会肺栓塞与肺血管病学组，中国医师协会呼吸医师分会肺栓塞与肺血管病工作委员会，全国肺栓塞与肺血管病防治协作组 . 肺血栓栓塞症诊治与预防指南 [J]. 中华医学杂志，2018，98（14）：1060-1087.

[3] 中国医师协会心血管内科医师分会血栓防治专业委员会，中华医学会心血管病学分会介入心脏病学组，中华心血管病杂志编辑委员会 . 急性冠状动脉综合征特殊人群抗血小板治疗中国专家建议 [J]. 中华心血管病杂志，

2018，46（4）: 255-266.

[4]Grahmann H，Suchenwirth R.Thrombosis hazard in chlorpromazine and reserpine therapy of endogenous psychoses[J].Nervenarzt，1959，30（5）: 224-225.

[5]Hägg S，Spigset O，Söderström TG.Association of venous thromboembolism and clozapine[J].Lancet，2000，355（9210）: S1155-S1156.

[6]Kamijo Y，Soma K，Nagai T，et al.Acute massive pulmonary thromboembolism associated with risperidone and conventional phenothiazines[J]. Circ J，2003，67（4）: 46-48.

[7]陈洪，冯健.抗精神病药物暴露与静脉血栓栓塞症及肺栓塞风险关系的 Meta 分析 [J]. 中国循证医学杂志，2017，17（02）: 162-171.

[8]Davis S，Kern HB，Asokan R.Antiphospholipid antibodies associated with clozapine treatment[J].Am J Hematol，1994，46（2）: 166-167.

[9]Wallaschofski H，Eigenthaler M，Kiefer M，et al.Hyperprolactinemia in patients on antipsychotic drugs causes ADP-stimulated platelet activation that might explain the increased risk for venous thromboembolism : pilot study[J].J Clin Psychopharmacol，2003，23（5）: 479-483.

[10]Boullin DJ，Woods HF，Grimes RP，et al.Increased platelet aggregation responses to 5-hydroxytryptamine in patients taking chlorpromazine[J].Br J Clin Pharmacol，1975，2（1）: 29-35.

[11]Hagg S，Bate Λ，Stahl M，et al.Associations between venous thromboembolism and antipsychotics.A study of the WHO database of adverse drug reactions[J].Drug Saf，2008，31（8）: 685-694.

暴发性心肌炎

例一：

一、病历摘要

患者女性，47岁，身高150cm，体重56kg，BMI 24.89。主诉"反复胸闷、发热1周，加重伴气促、黑矇2天"于2019年5月8日22：40入院。

现病史：患者2019年5月1日受凉后出现发热，体温最高达38.5℃，伴胸闷、间断有头晕、乏力，无鼻塞、流涕、咳嗽、咳痰，无气促、胸痛，夜间可平卧，曾服用中药后胸闷好转，体温可降至正常，但仍有反复。2019年5月7日9：30患者自觉胸闷加重，伴气促、乏力、黑矇，意识淡漠，无口吐白沫、四肢抽搐、大小便失禁等，持续9分钟左右。立即至外院就诊，查心电图提示窦性心律，$V_1 \sim V_3$导联ST段弓背上抬伴T波倒置，肌钙蛋白T 0.21ng/ml↑，急诊冠脉造影提示冠脉未见明显异常。2019年5月8日查心脏超声提示LVEF 75%，心脏结构未见异常，收缩及舒张功能未见异常。肌钙蛋白I 3.31ng/ml↑，BNP 294pg/ml。住院期间出现发热，体温最高达40.1℃，予抗感染、抗病毒、营养心肌等治疗，2019年5月8日19：50患者再次出现胸闷加重，伴气促、乏力、黑矇，测血压70/40mmHg，心率60次/分，予补液、多巴胺维持血压等治疗后转至我院进一步诊治。

既往史及个人史：平素体健，无特殊。

入院查体：体温36.5℃，脉搏105次/分，呼吸20次/分，血压113/69mmHg［多巴胺15μg/（kg·min）静脉泵入］。神志清楚，颈静脉无充盈，双肺呼吸音清，未闻及干湿啰音。心前区无隆起，未见异常搏动，触诊心尖冲动正常，无震颤，无心包摩擦感，叩诊心浊音界正常，听诊心率

105 次 / 分，心律规则，心音正常，无额外心音及心脏杂音，无心包摩擦音。腹软，无压痛、反跳痛，肠鸣音正常。双下肢不肿。皮肤湿冷，四肢末梢皮温偏低。

入院诊断：

急性心肌炎

 心功能Ⅳ级（NYHA 分级）

入院后辅助检查：

1. 抽血化验

动脉血气分析：酸碱度 7.43，氧分压 162mmHg，二氧化碳分压 35mmHg，乳酸 1mmol/L，碱剩余 –0.7mmol/L，实际碳酸氢根 23.2mmol/L，标准碳酸氢根 24.4mmol/L，钠 135mmol/L，钾 3.6mmol/L。

血常规：白细胞计数 6.03×10^9/L，中性粒细胞百分比 86.5%↑，血红蛋白 111g/L↓，血小板计数 72×10^9/L↓。

电解质：钾 4.07mmol/L，钠 138mmol/L，氯 103.2mmol/L，钙 1.99mmol/L。

肝功能：谷丙转氨酶 166U/L↑，谷草转氨酶 229U/L↑，γ 谷氨酰转肽酶 160U/L，余项目正常。

肌酸激酶 444U/L↑，肌酸激酶同工酶 83U/L↑，乳酸脱氢酶 532U/L↑。高敏肌钙蛋白 I 10.25ng/ml↑，高敏肌钙蛋白 T 1.37ng/ml↑。

NT–pro BNP 7693pg/ml↑。超敏 C 反应蛋白 116.9mg/L↑。降钙素原 2.17ng/ml↑，白介素 6 5.70pg/ml，血沉 25mm/h↑。D 二聚体 1.98mg/L↑。

病原学：肺支原体抗体、肺衣原体抗体、EB 病毒抗原、单纯疱疹病毒 Ⅰ＋Ⅱ型抗体、柯萨奇病毒抗体未见明显异常。

血糖、血脂、凝血功能、甲状腺功能、传染病四项等结果正常。

2. 心电图　提示窦性心动过速，Ⅲ、aVF 导联 ST 段压低伴 T 波低平，$V_2 \sim V_5$ 导联 ST 段弓背上抬（病例 4 图 1）。

3. 胸片　提示主动脉内球囊反搏（IABP）术后改变，心影明显增大（病例 4 图 2）。

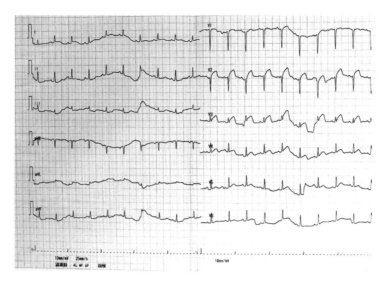

病例4图1 入院后心电图

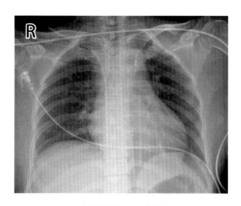

病例4图2 胸片

4. 床旁心脏超声 提示各房室腔不大，左室壁肥厚，各瓣膜形态、结构及启闭未见异常；心包见液性暗区，局限于左室侧后壁，深约4mm；二尖瓣轻度反流，三尖瓣微量反流，估测肺动脉收缩压约25mmHg；心功能：左室壁运动稍减弱，LVEF 50%（2019年5月9日）。

二、诊疗经过

入院后患者诉胸闷、气促、乏力明显，持续多巴胺15μg/（kg·min）静脉泵入，血压波动在 100 ～ 110/60 ～ 70mmHg，四肢末梢皮肤湿冷及皮温偏低的情况无改善，立即行床旁 IABP 植入术，予多巴胺＋去甲肾上腺素持续泵入升压、头孢哌酮舒巴坦抗感染、奥司他韦抗病毒、甲泼尼龙抗炎、静脉滴注人血白蛋白、人免疫球蛋白提高免疫等对症支持治疗，患者症状改善不明显，监测血压波动在 107 ～ 127/80 ～ 89mmHg，心率波动在 97 ～ 110 次 /分，末梢氧饱和度 95% 以上。2019 年 5 月 9 日 2：36 患者突然出现意识丧失，两眼上翻，四肢抽搐，测血压 51/24mmHg，心率 107 次 / 分，予多巴胺 3mg静脉推注，3 分钟后患者血压升至 107/74mmHg，意识恢复，心率 110 次 / 分。急查心电图提示窦性心动过速，较前无明显动态变化（病例 4 图 3），床旁心脏超声提示各房室腔大小正常，左室壁运动普遍减弱，左室侧后壁液性暗区3mm，LVEF 20%。考虑病情危重，心功能极差，血流动力学不稳，征得患者家属同意拟行体外膜肺氧合（extracorporeal membrane oxygenation，ECMO）循环支持治疗，于当日下午 14：32 行床旁局麻下置管，行清醒无气管插管的ECMO 置入，V–A 模式，持续 ECMO 及 IABP 辅助循环。置管后适当镇静及镇痛，继续上述抗感染、抗病毒、强心升压等药物治疗，积极纠正内环境紊乱及容量管理。

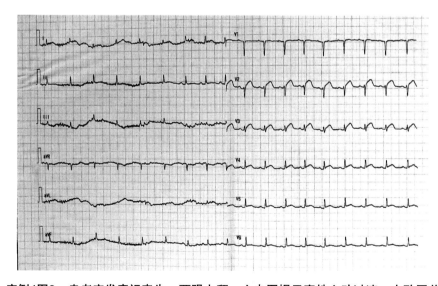

病例4图3　患者突发意识丧失，两眼上翻，心电图提示窦性心动过速，大致同前

经 IABP ＋ ECMO 循环支持及积极药物治疗后，患者血流动力学逐渐稳定，2019 年 5 月 13 日复查心肌酶、肌钙蛋白等较前下降，心脏超声提示心功能较前好转，EF 值从 20% 上升至 43%，10：00 行 ECMO 撤除术，2019 年 5 月 15 日撤除 IABP，并从小剂量开始滴定美托洛尔剂量，复查心脏超声提示各房室腔内径正常范围，左室壁回声稍减弱，各瓣膜形态、结构及启闭未见异常，室壁运动协调，收缩幅度正常。心包见液性暗区，局限于左室侧后壁，深约 2mm，LVEF 57%（病例 4 图 4）。2019 年 5 月 18 日患者无明显不适，予带药出院。

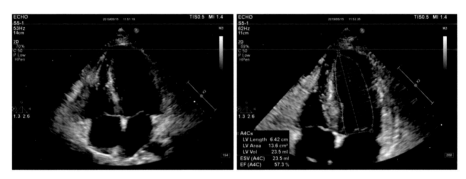

病例4图4　2019年5月15日复查提示心功能较前明显改善

出院诊断：

暴发性心肌炎

心功能Ⅳ级（NYHA 分级）

例二：

一、病历摘要

患者女性，36 岁，身高 165cm，体重 60kg，BMI 22.03。主诉"发热、咳嗽 1 周，伴胸闷 2 天"于 2019 年 6 月 7 日 22：15 入院。

现病史：家属代诉约 1 周前（2019 年 5 月 31 日）患者无明显诱因出现发热、咳嗽、咳少许白痰，体温最高达 39℃，无胸闷、胸痛，无心悸、气促，无黑矇、呼吸困难，患者自行服药（具体不详）后体温可降至正常。2019 年 6 月 4 日晚上患者无明显诱因出现胸闷，伴头晕、一过性黑矇，无畏寒发热，无胸痛，无心悸、气促，无恶心、呕吐，2019 年 6 月 5 日患者至当地社区健康服务中心查心脏超声未见异常，经药物治疗后症状改善不明显。2019 年 6 月 7 日患者转至当地区医院就诊，查心脏超声提示左室壁肥厚并心肌回声增强，室壁运动幅度降低，三尖瓣少量反流，收缩及舒张功能下降。胸部 CT 提示双下肺炎症，双侧胸腔积液，心包积液，胆囊炎，肝脾周围少许积液。心电图提示窦性心动过速，R 波递增不良，肢导联及胸导联低电压。诊断考虑为"重症心肌炎、肺部感染"，经补液、升压、抗感染、抗心力衰竭等治疗症状改善不明显，血压需要大剂量血管活性药物维持，持续多巴胺、间羟胺及去甲肾上腺静脉泵入，并出现神志淡漠，立即转至我院。

既往史及个人史： 平素体健，无特殊。

入院查体： 体温 36.3 ℃，脉搏 117 次 / 分，呼吸 22 次 / 分，血压 109/39mmHg［多巴胺 15μg/（kg·min）、间羟胺 15μg/（kg·min）、去甲肾上腺素 0.5μg/（kg·min）静脉泵入］。神志淡漠，颈静脉无充盈，右侧呼吸音减弱，左侧呼吸音正常，双肺闻及少许湿啰音，心前区无隆起，未见异常搏动，触诊心尖冲动正常，无震颤，无心包摩擦感，叩诊心浊音界正常，听诊心率 117 次 / 分，奔马律，心音低钝，无心包摩擦音。四肢湿冷，双足背动脉搏动弱。

入院诊断：

心源性休克

    暴发性心肌炎

肺部感染

胆囊炎

入院后辅助检查：

1. 抽血化验

动脉血气分析：酸碱度 6.96 ↓，氧分压 102mmHg，动脉二氧化碳分压 41mmHg，乳酸 10mmol/L ↑，碱剩余 –22.6mmol/L ↓，实际碳酸氢根

9.2mmol/L↓，标准碳酸氢根7.1mmol/L↓，钠134mmol/L，钾3.5mmol/L。

血常规：白细胞计数20.29×10⁹/L↑，中性粒细胞百分比87%↑，血红蛋白150g/L，血小板计数172×10⁹/L。

电解质：钾3.13mmol/L↓，钠152mmol/L↑，氯109.3mmol/L，钙1.3mmol/L↓。

肝功能：谷丙转氨酶254U/L↑，谷草转氨酶519U/L↑，γ谷氨酰转肽酶62U/L↑，总蛋白54.1g/L↓，白蛋白39.3g/L，球蛋白14.8g/L↓。

肌酸激酶1481U/L↑，肌酸激酶同工酶115U/L↑，乳酸脱氢酶386U/L↑。

高敏肌钙蛋白Ⅰ4.146ng/ml↑，高敏肌钙蛋白T 0.501ng/ml↑。NT-proBNP 13 864pg/ml↑。超敏C反应蛋白3.9mg/L，降钙素原0.512ng/ml↑，白介素6 84pg/ml↑。D二聚体2.05mg/L↑。

病原学：肺支原体抗体、肺衣原体抗体、EB病毒抗原、单纯疱疹病毒Ⅰ＋Ⅱ型抗体、柯萨奇病毒抗体未见明显异常。

抗"O"、凝血功能、传染病四项等结果正常。

2. 心电图　提示窦性心动过速，心率152次/分，R波递增不良，肢导联及胸导联低电压（病例4图5）。

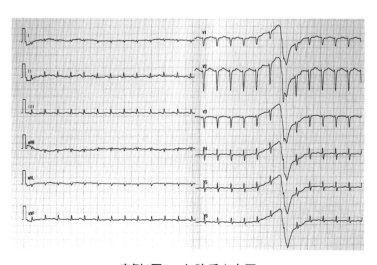

病例4图5　入院后心电图

3. 胸片　提示 IABP 术后改变，双肺纹理增重，右侧胸腔积液（病例 4图 6）。

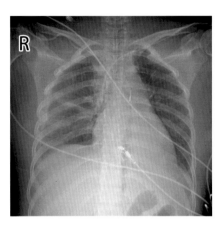

病例4图6　胸片

4. 床旁心脏超声　提示各房室腔内径正常范围，左室壁未见增厚，心包积液（左室后壁深约 5mm，右室前壁深约 2mm，左室侧壁深约 7mm，左室心尖深约 3mm），各瓣膜形态、结构及启闭未见异常，左室壁运动普遍减弱，估测 LVEF 25% ～ 30%。

二、诊疗经过

入院时（2019 年 6 月 7 日 22∶15）患者神志淡漠，四肢湿冷，血压需要大剂量血管活性药物支持，明显休克状态，心电图见极度心动过速，心率达 150 次 / 分以上，随后心率逐渐下降，入院后 30 分钟患者突发心跳停止，血压测不出，末梢氧饱和度下降至 60%，立即心肺复苏，行气管插管并呼吸机辅助呼吸，反复静脉注射阿托品、肾上腺素以及静脉滴注碳酸氢钠纠酸，继续泵入多巴胺、去甲肾上腺素升压，22∶47 患者心跳恢复窦性心律，心率 147 次 / 分，23∶00 患者外周血压恢复，测血压 75/50mmHg、血氧饱和度 90%。23∶30 床旁植入 IABP。考虑患者病情危重，血流动力学极度不稳定，征得患者家属同意行 ECMO 循环支持治疗，2019 年 6 月 8 日 0∶45 置管成功，行 V–A 模式。药物上予亚胺培南＋万古霉素抗细菌感染、利巴韦林＋奥司他韦抗病毒、甲泼尼龙抗炎及补钾补镁、营养心肌、护肝、护胃及对症支持治疗，维持内环境稳定。动态复查炎症、心肌标志物、胸片及超声等。

2019 年 6 月 12 日心脏超声提示左室壁运动改善，LVEF 从 22% 上升至 48%，感染、炎症及心功能等相关指标好转，生命体征平稳，遂拔除气管插管，2019 年 6 月 13 日撤除 ECMO 及 IABP，2019 年 6 月 16 日复查心脏超声提示心功能未见明显异常，EF 值恢复至 60%（病例 4 图 7）。2019 年 6 月 26 日患者无明显不适，予带药出院。

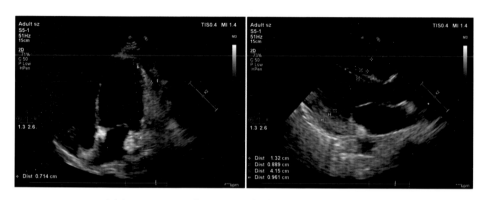

病例4图7　2019年6月16日复查心功能未见明显异常

出院诊断：

暴发性心肌炎

　　心源性休克

　　心搏骤停

肺部感染

胆囊炎

随访：2022 年 5 月电话随访患者，患者诉 2022 年 3 月左右于外院复查心脏磁共振检查，结果显示心功能无异常。

三、病例讨论

病毒性心肌炎的临床表现差异很大，轻者可完全无症状，但重者可出现威胁生命的心源性休克、恶性心律失常等，可以分为暴发性心肌炎和非暴发性心肌炎。暴发性心肌炎以突发的、严重的心肌局限或弥漫性炎症损伤为特征，起病快、进展迅速，其诊断并不困难，我国专家共识指出[1]，当出现发病突然，有明显病毒感染前驱症状，继而迅速出现严重的血流动力学障碍，实验室检查提示心肌严重受损、弥漫性室壁运动减弱时，即可诊断为暴发性心肌炎。但需要注意的是，暴发性心肌炎是一个临床诊断，并非组织学或病理性诊断，需要排除冠心病心肌梗死、重症肺炎、脓毒血症性心肌炎、应激性心肌病、普通病毒性心肌炎，以及其他非病毒性心肌炎等。以上两例病例，均是典型的暴发性心肌炎的诊治病例。

暴发性心肌炎早期死亡率高，但只要度过急性危险期，心功能可完全恢复[2]，当前的共识和指南推荐应尽早给予生命支持治疗[1, 3]，生命支持治疗是重症心肌炎治疗的重中之重，包括循环支持、呼吸支持和肾脏替代3个方面。主动脉内球囊反搏（IABP）、心室辅助装置（VAD）和ECMO是最常用的机械循环辅助技术（mechanical circulatory support）。IABP可以减少心脏做功，减轻后负荷和肺水肿，增加各器官的灌注。VAD与ECMO一样，能主动增加心输出量。虽然相对于ECMO来说，VAD可以支持更长时间，但是VAD置入需要侵入性手术操作，无法进行床旁置入，对VAD的广泛开展有一定影响，并且使用VAD支持的患者的生存率仅在40% ~ 50%[4]。ECMO主要有两种工作模式：V-V（静脉-静脉）和V-A（静脉-动脉）模式，前者适用于仅需呼吸支持的患者，后者能够同时提供呼吸和循环支持。V-A模式通过引出静脉血达到降低左右心室前负荷的作用，同时体外气体交换后将血液回输体内弥补心输出量的减少。ECMO支持患者的生存率一般在57% ~ 80%[5]。

在ECMO支持下，暴发性心肌炎患者的生存率较高，但越来越多的学者认识到，ECMO回输血流是逆向注入降主动脉，而心脏自身泵出血流为前向血流，如果两者不相匹配，逆向血流会增加心脏后负荷，室壁应力上升，左室扩张，心肌氧耗增加，影响心脏功能恢复[6]。在血流动力学效应上，IABP能够减少心脏后负荷，提供更高的舒张压有利于冠脉的灌注，两者联合使用，能够降低外周血管阻力、室壁应力，改善左室扩张[7, 8]，在患者循环稳定，心功能恢复到一定水平，由 IABP 单独继续辅助。这样既可以减少长时间 ECMO 运行带来的并发症，又可以避免在 ECMO 撤离后患者出现循环及心功能的波动，最终达到改善预后的效果[9]。不过，需要注意的是，在 ECMO 期间联合 IABP 使用，需要关注出血、血栓风险及下肢缺血情况，避免并发症的发生[10]。

此外，第 1 例患者为清醒状态下的 ECMO 支持治疗。清醒 ECMO（Awake ECMO）最早用于等待肺移植的患者，指 ECMO 在没有气管插管、清醒和能够自主呼吸患者中的应用。由于它避免了很多与镇静、气管插管和机械通气相关的不良反应，提高患者的生存质量，加速康复等诸多优点，被认为是有潜力的、新的 ECMO 应用策略。但也要注意的是，清醒 ECMO 患者的通气和氧合较难准确评估，只能通过呼吸困难的症状和体征判断。因此，对于患者的选择、操作流程和日常管理细节等，仍需不断摸索和总结经验。

（卢永康　姜福清）

参考文献

[1] 中华医学会心血管病学分会精准医学学组，中华心血管病杂志编辑委员会与成人暴发性心肌炎工作组.成人暴发性心肌炎诊断与治疗中国专家共识[J].中华心血管病杂志，2017，45（9）：742-752.

[2]Ammirati E, Cipriani M, Lilliu M, et al.Survival and Left Ventricular Function Changes in Fulminant Versus Nonfulminant Acute Myocarditis[J].Circulation, 2017, 136(6): 529-545.

[3]Kociol RD, Cooper LT, Fang JC, et al.Recognition and Initial Management of Fulminant Myocarditis: A Scientific Statement From the American Heart Association[J].Circulation, 2020, 141(6): e69-e92.

[4]Matsumoto M, Asaumi Y, Nakamura Y, et al.Clinical determinants of

successful weaning from extracorporeal membrane oxygenation in patients with fulminant myocarditis[J].ESC Heart Fail, 2018, 5(4): 675–684.

[5]Venkataraman S, Bhardwaj A, Belford PM, et al.Veno–Arterial Extracorporeal Membrane Oxygenation in Patients with Fulminant Myocarditis: A Review of Contemporary Literature[J].Medicina(Kaunas), 2022, 58(2): 215.

[6]Donker DW, Brodie D, Henriques JPS, et al.Left ventricular unloading during veno–arterial ECMO: a review of percutaneous and surgical unloading interventions[J].Perfusion, 2019, 34(2): 98–105.

[7]Brechot N, Demondion P, Santi F, et al.Intra–aortic balloon pump protects against hydrostatic pulmonary oedema during peripheral veno arterial–extracorporeal membrane oxygenation[J].Eur Heart J Acute Cardiovasc Care, 2017: 2048872617711169.

[8]Ma P, Zhang Z, Song T, et al.Combining ECMO with IABP for the treatment of critically ill adult heart failure patients[J].Heart Lung Circ, 2014, 23(4): 363–368.

[9]Aso S, Matsui H, Fushimi K, et al.The effect of intraaortic balloon pumping under venoarterial extracorporeal membrane oxygenation on mortality of cardiogenic patients: an analysis using a nationwide inpatient database[J].Crit Care Med, 2016, 44(11): 1974–1979.

[10]Petroni T, Harrois A, Amour J, et al.Intra–aortic balloon pump effects on macrocirculation and microcirculation in cardiogenic shock patients supported by venoarterial extracorporeal membrane oxygenation[J].Crit Care Med, 2014, 42(9): 2075–2082.

冠状动脉多发巨大动脉瘤
合并多发动脉狭窄闭塞

一、病历摘要

患者男性，47岁，身高169cm，体重62.5kg，BMI 21.9。主诉"冠状动脉支架术后3个月，胸痛10天"于2021年9月12日14：46入院。

现病史：患者2021年6月1日无明显诱因出现胸痛，程度剧烈，活动时明显，在外院经冠状动脉造影检查后确诊为冠心病，并于右冠脉置入支架1枚（病例5图1），术后规律服用阿司匹林＋氯吡格雷等冠心病二级预防药物。2021年9月3日凌晨3时左右患者再次出现胸痛，性状同前，在外院查肌钙蛋白I 1.03ng/ml，心脏超声提示左心室前壁及心尖段运动幅度明显降低，LVEF 55%，冠状动脉CT成像显示回旋支及右冠状动脉动脉瘤形成（病例5图2），为进一步诊治遂转至我院。

既往史及个人史：2021年2月患者因"右侧股总动脉狭窄并瘤样扩张"于外院治疗，置入支架1枚，术后规律服用氯吡格雷、他汀等药物。2021年9月3日在外院复查超声提示双侧股总动脉严重狭窄、闭塞。有长期大量吸烟史，20支/天，25年。余无特殊。

入院查体：体温36.5℃，脉搏77次/分，呼吸19次/分，血压106/66mmHg。神志清楚，颈静脉无充盈，双肺呼吸音清，未闻及干湿啰音，心前区无隆起，未见异常搏动，触诊心尖冲动正常，无震颤，无心包摩擦感，叩诊心浊音界正常，心率77次/分，心音正常，无额外心音及心脏杂音，无心包摩擦音。右侧足背动脉搏动减弱，左侧足背动脉搏动正常。

外院辅助检查：

1. 2021年6月1日外院冠状动脉造影 见左主干、前降支、回旋支未见明显狭窄病变，TIMI血流3级；右冠近段闭塞（第一转折以远未见显影），TIMI血流0级。术中开通右冠并置入支架1枚（病例5图1）。

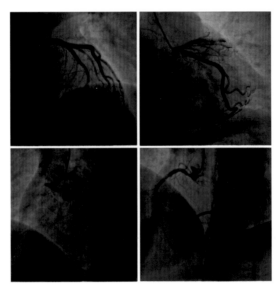

病例5图1 2021年6月1日外院冠状动脉造影见右冠闭塞，术中置入支架1枚

2. 2021年9月3日外院冠状动脉CT成像 提示前降支近段非钙化斑块，管腔中度狭窄。回旋支近段纤细，近段囊状动脉瘤形成（两个），右冠状动脉支架术后，管腔通畅，近段动脉瘤形成，包裹支架（病例5图2）。

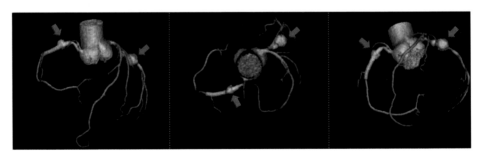

病例5图2 外院冠状动脉CT检查提示右冠及回旋支多个巨大动脉瘤形成

3. 双下肢血管超声 右侧股总动脉支架术后,右侧股总动脉及股浅动脉近段管腔低回声,考虑血栓形成并闭塞,左侧下肢股总动脉、股深静脉近段、股浅静脉近段血栓形成伴部分管腔通畅。

入院前辅助检查:

1. 心电图 提示窦性心律,$V_7 \sim V_9$ 导联呈 QS 波形,肢导联低电压(病例 5 图 3)。

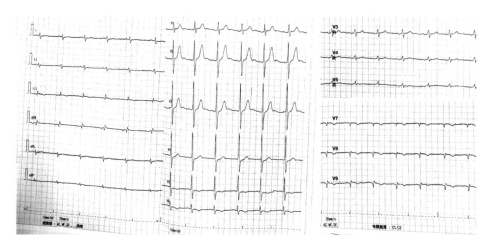

病例5图3 入院心电图

2. 床旁心脏超声 提示左心扩大,左房前后径 39mm,左室舒张末径 52mm,室壁厚度正常范围,各瓣膜结构及活动未见明显异常,二尖瓣轻度反流,左室后壁、侧壁基底段及部分中段运动减弱。LVEF 52%。腹主动脉局部扩张,内径约 30mm,近心段内径约 18mm,附壁见多处斑块回声。

入院诊断:

急性非 ST 段抬高型心肌梗死

 冠状动脉粥样硬化性心脏病

 陈旧性心肌梗死

 经皮冠状动脉支架置入术后

 心功能Ⅱ级(Killip 分级)

冠状动脉瘤

腹主动脉瘤

双侧股动脉狭窄并闭塞

右侧股总动脉支架置入术后

左下肢深静脉血栓形成

入院后辅助检查：

1. 抽血化验

血常规：白细胞计数 9.60×10^9/L，中性粒细胞百分比 70.9%，血红蛋白 138g/L，血小板计数 236×10^9/L。

肝功能：谷丙转氨酶 40U/L，谷草转氨酶 152U/L ↑，余项正常。

血脂：总胆固醇 2.71mmol/L，甘油三酯 0.75mmol/L，低密度脂蛋白胆固醇 1.50mmol/L，高密度脂蛋白胆固醇 0.95mmol/L。

NT-pro BNP 3328pg/ml ↑。超敏 C 反应蛋白 55.17mg/L ↑。高敏肌钙蛋白 I 34.10ng/ml ↑，高敏肌钙蛋白 T 1.68ng/ml ↓。丙肝抗体 23.86 COI ↑。

二便常规、肾功能、电解质、凝血功能、甲状腺功能、肿瘤标志物、自身抗体谱、乙肝、HIV 抗体、梅毒抗体等结果正常。

2. 心脏超声　提示左心扩大，左房前后径 38mm，左室舒张末径 50mm，室壁厚度正常范围，各瓣膜结构及活动未见明显异常，二尖瓣轻度反流，左室后壁、侧壁基底段及部分中段运动减弱。LVEF 52%。

3. 胸片　提示心影增大，主动脉增宽，双肺炎性病变。

4. 主动脉、颈动脉、双下肢动脉等 CT 成像　颈动脉粥样硬化改变，颈动脉未见明显狭窄。主动脉粥样硬化，腹主动脉溃疡样突起，局部假性动脉瘤（病例 5 图 4）。右冠状动脉支架术后，回旋支动脉瘤体血栓形成。右侧髂外动脉 – 股动脉支架术后，支架闭塞，右侧髂外动脉、股浅动脉节段性闭塞（病例 5 图 5）；双侧胫前动脉及右侧腓动脉下段显影淡、模糊，不除外闭塞（需与造影剂充盈延迟相鉴别）（病例 5 图 6）。

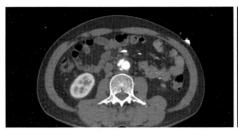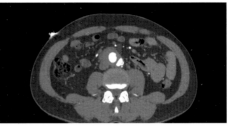

病例5图4 腹主动脉溃疡样突起，局部假性动脉瘤

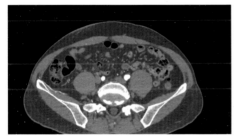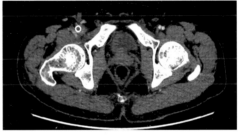

病例5图5 右侧髂外动脉闭塞（箭头所示），髂外动脉-股动脉支架闭塞

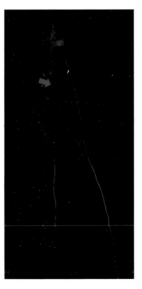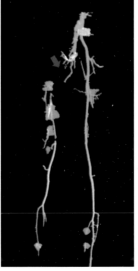

病例5图6 双侧胫前动脉及右侧腓动脉下段显影淡、模糊

5. 我院冠脉造影 见冠状动脉支架术后，左主干无狭窄，前降支中段50%狭窄，回旋支近段瘤样扩张，瘤体内完全闭塞，可见血栓影，远段见同

侧侧支循环逆向供血，TIMI 血流 1 级，右冠近段 50% 狭窄，中段瘤样扩张，中段原支架通畅，轻度内膜增生（病例 5 图 7）。

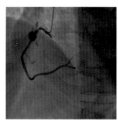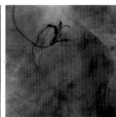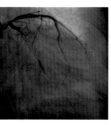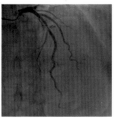

病例5图7　我院冠脉造影结果

二、诊疗经过

入院后予铝镁匹林＋替格瑞洛双联抗血小板、依诺肝素抗凝、他汀降脂、控制心率、利尿、抗心力衰竭等治疗。进一步完善外周动脉及主动脉相关影像学检查（见上述），见冠状动脉回旋支、右冠动脉瘤形成；腹主动脉假性动脉瘤、双侧股动脉狭窄闭塞；右侧髂外动脉近中段闭塞，髂外动脉远段–股浅动脉近段支架闭塞，双侧胫前动脉及右侧腓动脉下段闭塞可能。请我院血管外科会诊，反复追问患者病史及个人史，才如实告知既往有药物滥用史（甲基苯丙胺，吸入），但现已戒断 3 年。会诊后认为患者半年前（2021 年 2 月）曾于外院行右侧股动脉支架置入，此次入院检查发现全身多发动脉瘤形成并狭窄、闭塞，考虑均为毒品相关损害，血管壁薄弱，容易形成夹层或假性动脉瘤，CT 所见腹主动脉瘤为包裹性假性动脉瘤，存在破裂死亡风险。鉴于患者血管壁薄弱，介入或开放手术均存在巨大风险，开放手术可能导致血管壁无法缝合，介入治疗可能在支架起止点再发假性动脉瘤。

由于腹主动脉假性动脉瘤存在破裂风险，因此予药物保守治疗为主，调整方案为：替格瑞洛 90mg 2 次／日单药抗血小板、他汀、β 受体阻滞剂及呋塞米等（住院期间相关检查化验结果趋势见病例 5 图 8）。

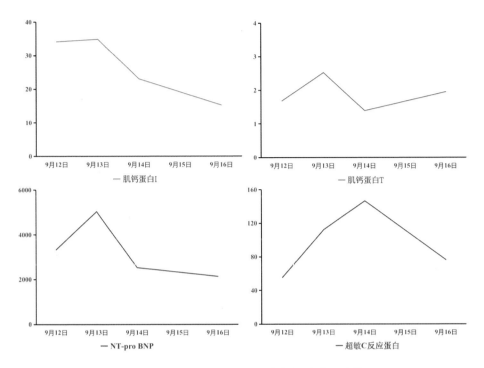

病例5图8 住院期间相关检查化验结果趋势

出院诊断:

急性非 ST 段抬高型心肌梗死

　　冠状动脉粥样硬化性心脏病

　　陈旧性心肌梗死

　　经皮冠状动脉支架置入术后

　　心功能 II 级(Killip 分级)

冠状动脉瘤

腹主动脉瘤多发溃疡形成

　　腹主动脉假性动脉瘤

右侧髂外动脉狭窄

　　右侧股总动脉支架置入术后

双侧胫前动脉狭窄

右侧腘动脉狭窄

左下肢深静脉血栓形成

双侧颈动脉粥样硬化

随访：患者出院后规律我院门诊随访，期间调整药物为替格瑞洛 90mg 2 次／日，沙库巴曲缬沙坦 50mg 2 次／日及他汀、利尿药物等。2021 年 10 月随诊复查心脏超声提示：左心房前后径 40mm，左心室舒张末径 58mm，右心房左右径 32mm，右心室前后径 20mm，全心扩大，二尖瓣中度反流，左心室下壁、下侧壁基底段及中段变薄，运动失调，LVDF 43%。

三、病例讨论

甲基苯丙胺（methamphetamine，METH）属于当前我国乃至全球最为滥用的合成毒品之一，它通过多种机制增加单胺（血清素、去甲肾上腺素、多巴胺）的突触内水平，包括从细胞质囊泡移位和抑制再摄取和降解。突触内单胺水平升高会产生幻觉、厌食、欣快和兴奋作用[1]。大量研究表明长期滥用 METH 对人体多器官有明显毒性作用[2]，以神经系统和心血管系统的危害最为严重。METH 滥用者发生急性心肌梗死的风险明显提高[3]，其具体机制尚未明确，这可能与 METH 引起的冠状动脉粥样硬化病变相关，一项对 METH 相关死亡患者的尸检报告显示，68% 存在心血管的病理改变／损伤，最常见为心肌纤维肥大、不同程度动脉粥样硬化和局灶变性／坏死[4]。但与此同时，也有病例报道称，METH 可导致冠脉痉挛从而发生急性心肌梗死[5]。对于本例患者，年龄 47 岁，尽管存在长期吸烟史，但无高血压、糖尿病和血脂异常等基础疾病，2021 年 6 月 1 日因胸痛入院明确诊断为急性心肌梗死，回顾造影结果，冠状动脉整体粥样硬化狭窄病变不严重，我们认为心肌梗死的原因与长期滥用 METH 所致的冠状动脉炎症改变相关。

METH 能够破坏动脉壁弹性和平滑肌层，引起血管壁坏死，但血管壁无白细胞浸润，通常称为坏死性血管炎或"冰毒性动脉炎"[6, 7]，最终导致血栓形成、血管瘤形成甚至破裂，且进展可以相当迅速[8]，相关的病例报道多见于神经系统[9, 10]。但事实上，METH 所致的动脉瘤形成，可见于其他动脉，

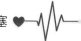

如冠状动脉[11, 12]。本例患者，影像学检查发现，其主动脉、冠状动脉、下肢动脉等多发动脉瘤形成、狭窄、闭塞改变，很大可能与这种血管改变相关。并且我们认为，该患者前后两次行介入治疗，于右股总动脉及右冠状动脉置入支架，患者用药依从性好，规律服用抗血小板、他汀等相关药物，但术后较短时间内支架内完全闭塞，或许亦与此种血管炎症相关——引起严重的动脉内膜增生导致支架内闭塞[13]。

以上提示我们，METH 滥用人群发生急性心肌梗死的风险较大，对一些原因不明确的急性心肌梗死，尤其无基础疾病的青中年人群心肌梗死，应该了解有无药物滥用病史。并且，该类人群，如进行血管内介入操作及支架置入须谨慎，介入治疗有可能造成医源性血管夹层，支架内再狭窄或闭塞的发生率极高。

（唐文辉　左辉华）

参考文献

[1]Reddy P, Ng T, Oh EE, et al.Clinical Characteristics and Management of Methamphetamine-Associated Cardiomyopathy: State-of-the-Art Review[J].J Am Heart Assoc, 2020, 9(11): e16704.

[2]Lazzeri G, Biagioni F, Fulceri F, et al.mTOR Modulates Methamphetamine-Induced Toxicity through Cell Clearing Systems[J].Oxid Med Cell Longev, 2018, 2018(1): 6124745.

[3]Callaghan RC, Halliday M, Gatley J, et al.Comparative hazards of acute myocardial infarction among hospitalized patients with methamphetamine-or cocaine-use disorders: A retrospective cohort study[J].Drug Alcohol Depend, 2018, 188: 259-265.

[4]Akhgari M, Mobaraki H, Etemadi-Aleagha A.Histopathological study of

cardiac lesions in methamphetamine poisoning–related deaths[J].Daru, 2017, 25(1): 5.

[5]Chen JP.Methamphetamine–associated acute myocardial infarction and cardiogenic shock with normal coronary arteries: refractory global coronary microvascular spasm[J].J Invasive Cardiol, 2007, 19(4): E89–E92.

[6]Miyazawa N, Akiyama I, Yamagata Z.Risk factors for growth of unruptured intracranial aneurysms: follow–up study by serial 0.5–T magnetic resonance angiography[J].Neurosurgery, 2006, 58(6): 1047–1053.

[7]Perez JA Jr, Arsura EL, Strategos S.Methamphetamine–related stroke: four cases[J].J Emerg Med, 1999, 17(3): 469–471.

[8]Fowler J, Fiani B, Quadri SA, et al.Impact of Methamphetamine Abuse: A Rare Case of Rapid Cerebral Aneurysm Growth with Review of Literature[J].Case Rep Neurol Med, 2018, 2018(1): 1879329.

[9]Ray WZ, Krisht KM, Schabel A, et al.Subarachnoid hemorrhage from a thoracic radicular artery pseudoaneurysm after methamphetamine and synthetic cannabinoid abuse: case report[J].Global Spine J, 2013, 3(2): 119–124.

[10]Chiu ZK, Bennett IE, Chan P, et al.Methamphetamine–related brainstem haemorrhage[J].J Clin Neurosci, 2016, 32(Null): 137–139.

[11]Brennan K, Shurmur S, Elhendy A.Coronary artery rupture associated with amphetamine abuse[J].Cardiol Rev, 2004, 12(5): 282–283.

[12]Khaheshi I, Mahjoob MP, Esmaeeli S, et al.Simultaneous thrombosis of the left anterior descending artery and the right coronary artery in a 34–year–old crystal methamphetamine abuser[J].Korean Circ J, 2015, 45(2): 158–160.

[13]Cohle SD.Fatal coronary artery intimal hyperplasia due to amphetamine use[J].Cardiovasc Pathol, 2013, 22(3): e1–e4.

矫正型大动脉转位

例一：矫正型大动脉转位合并急性心力衰竭、心房颤动

一、病历摘要

患者男性，42岁，身高170cm，体重91.6kg，BMI 31.7。主诉"反复胸闷、气促5年，再发3天"于2022年2月10日16：34入院。

现病史：患者于15年前外院检查发现"心脏瓣膜杂音"，但未进一步诊治。5年前开始反复出现胸闷、气促，伴活动耐量下降，休息后可缓解，就诊我院，查超声、心脏CT检查，明确诊断为："矫正型大动脉转位、心功能不全"。经积极抗心力衰竭治疗后改善。平素服用"托拉塞米、螺内酯、美托洛尔、瑞舒伐他汀"。3天前胸闷加重，伴心悸、气促，轻微步行即可加重。1天前开始出现夜间阵发性呼吸困难、端坐呼吸、咳粉红色泡沫样痰，至我院急诊就诊并收入。

既往史及个人史：有高脂血症病史5年，口服他汀降脂治疗。余无特殊。

入院前辅助检查：急诊心电图提示心房颤动，完全性左束支传导阻滞（病例6图1）。

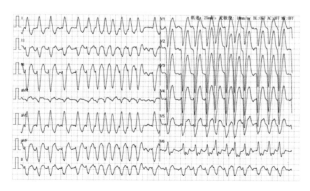

病例6图1　急诊心电图

入院查体：体温 36.5 ℃，心率 130 次 / 分，血压 127/58mmHg，呼吸 15 次 / 分。双肺可闻及湿性啰音，律不齐，二尖瓣听诊区可闻及 4/6 级收缩期吹风样杂音，向腋下传导；腹软，无压痛、反跳痛；双下肢无水肿；病理反射未引出。

入院诊断：

先天性心脏病

　矫正性大动脉转位

　　房间隔缺损

　全心扩大

　　三尖瓣（功能二尖瓣）中重度关闭不全

　心律失常

　　阵发性心房颤动

　　完全性左束支传导阻滞

　　一度房室传导阻滞

　心功能Ⅳ级（NYHA 分级）

高脂血症

入院后辅助检查：

1. 抽血化验

动脉血气分析：酸碱度 7.47，氧分压 77mmHg，二氧化碳分压 28mmHg，乳酸 2.1mmol/L，碱剩余 –1.8mmol/L。

血常规：白细胞计数 11.21×10^9/L ↑，中性粒细胞百分比 68.4%，血红蛋白 167g/L ↑，血小板计数 138×10^9/L。

血肌酐 126μmmol/L ↑。

血脂：总胆固醇 4.7mmol/L，甘油三酯 2.05mmol/L ↑，高密度脂蛋白胆固醇 0.82mmol/L，低密度脂蛋白胆固醇 3.21mmol/L。

NT-pro BNP 18 200pg/ml ↑，高敏肌钙蛋白 I 0.190ng/ml ↑，高敏肌钙蛋白 T 0.074ng/ml ↑。超敏 C 反应蛋白 10.55mg/L ↑，降钙素原 0.085ng/ml，白介素 6 43.61pg/ml ↑。

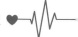

二便常规、肝功能、电解质、血糖、糖化血红蛋白、凝血功能、传染病四项、甲状腺功能等结果正常。

2. 心电图　提示窦性心律，一度房室传导阻滞，完全性左束支传导阻滞（病例 6 图 2）。

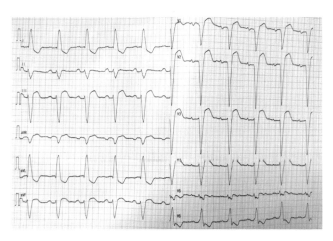

病例6图2　入院后心电图

3. 胸片　提示心影显著增大，心功能不全，左侧少量胸腔积液（病例 6 图 3）。

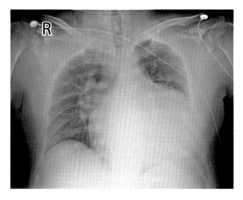

病例6图3　胸片

4. 心脏超声　心房正位，心室左袢，两支大动脉平行排列，主动脉位于左前，与功能左室（解剖右室）相连接，肺动脉位于右后，与功能右室（解剖左室）相连接，左心扩大（舒张末径88mm），右心不大；房间隔中部连续性中段，直径8mm，室间隔连续完整，功能二尖瓣（解剖三尖瓣）瓣环扩大。心功能：LVEF 24%。考虑先天性心脏病、矫正型大动脉转位（SLL型），房间隔缺损（继发孔型）；左心扩大，功能二尖瓣重度反流，功能左室整体收缩功能重度下降（病例6图4）。

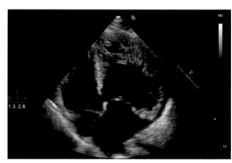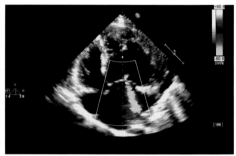

病例6图4　心脏超声

5. 心脏CT　提示两侧肺静脉及左心房连接、发育未见明显异常。先天性心脏病，矫正型大动脉转位，可疑房间隔缺损（请结合超声）；左心房、解剖右心室增大。冠状动脉起源异常（病例6图5）。

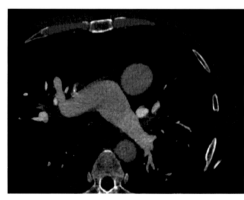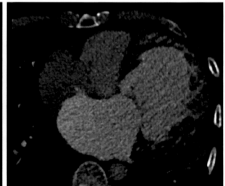

病例6图5　心脏CT结果

二、诊疗经过

给予积极抗心力衰竭治疗，先后使用重组人脑利钠肽、左西孟旦等强心，托拉塞米、螺内酯利尿，美托洛尔片、地高辛等控制心率，瑞舒伐他汀降脂，利伐沙班抗凝，胺碘酮抗心律失常，辅以头孢曲松抗感染。

2022 年 2 月 18 日完善心脏磁共振检查，提示左心房、功能左心室扩大（左心房前后径 44mm，解剖右心室横径 88mm），肌束增多粗大，功能左心室射血分数 21%，心输出量 11.1L/min，舒张末期容积 520.4ml，左侧房室瓣为三尖瓣结构，见大量反流；右心房、功能右心室不大，功能右心室射血分数 68%，心输出量 2.7L/min，舒张末期容积 137.7ml。延迟强化室间隔肌壁间线条及条片状强化，功能左心室游离壁散在肌壁间线样强化。

我院外科会诊后，认为患者已丧失外科手术机会，为终末期心力衰竭，因此经治疗好转后做心脏移植评估，但患者及家属表示暂不考虑，要求药物治疗为主，病情好转后于 2022 年 2 月 24 日出院。

出院诊断：

先天性心脏病

　　矫正性大动脉转位

　　　　房间隔缺损

　　　　心律失常

　　　　　　阵发性心房颤动

　　　　　　完全性左束支传导阻滞

　　　　　　间歇性一度房室传导阻滞

　　　　　　频发室性期前收缩

　　　　　　非持续性室性心动过速

　　　全心扩大

　　　　　三尖瓣（功能二尖瓣）中重度关闭不全

　　心功能Ⅳ级

　　高脂血症

随访：患者出院后，一直规律我院门诊随访，平素生活未再发胸闷、气促不适，目前药物治疗方案为利尿（呋塞米、布美他尼）、抗心力衰竭（ARNI、β 受体阻滞剂、SGLT2 抑制剂、螺内酯）及他汀等。

例二：矫正型大动脉转位合并急性心肌梗死

一、病历摘要

患者男性，57 岁，身高 170cm，体重 60kg，BMI 20.8。主诉"胸痛 20 小时"于 2020 年 3 月 31 日 22：26 入院。

现病史：患者于入院前 20 小时突发胸痛，呈持续性压榨样疼痛，不伴发热、咳嗽、咳痰、恶心呕吐、放射痛、头晕、头痛、黑矇等，持续约 1 小时后缓解。12 小时前患者至外院就诊，予"心梗一包药"口服，随后转至我院急诊，考虑急性心肌梗死，行急诊冠脉造影，术后收入。

既往史及个人史：平素体健，无特殊。

入院前辅助检查：

1. 急诊心电图 提示窦性心律，$V_1 \sim V_4$ 导联 ST 段抬高，一度房室传导阻滞， Ⅰ 、aVL、$V_5 \sim V_9$ 导联 T 波双向、倒置（病例 6 图 6）。

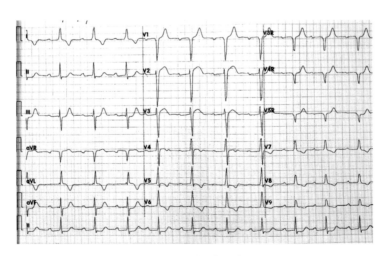

病例6图6 急诊心电图

2. 床旁心脏超声 提示先天性心脏病，心房正位，心室左袢，左侧解剖右心室增大，主动脉位于左前，起源于左侧解剖右心室，肺动脉位于右后，起源于解剖左心室，呈左心房 – 右心室 – 主动脉、右心房 – 左心室 – 肺动脉连接关系，两大动脉发育尚正常，主动脉弓部未见异常，主动脉瓣轻中度反流，肺动脉瓣轻中度反流，三尖瓣中度反流（功能二尖瓣），室间隔心尖段运动减弱，估测功能左心室（解剖右心室）射血分数50%。

3. 冠状动脉造影 提示右冠状动脉窦起源冠状动脉走形3mm后发出3支支配解剖右心室：前壁冠状动脉近段40%～50%狭窄，第一间隔支近中段狭窄90%，管腔细小，血流TIMI 3级。外侧壁冠状动脉无狭窄，左冠状动脉窦起源冠状动脉走形约15mm后发出2支支配解剖左心室，均未见明显狭窄（病例6图7）。解剖右心室造影未见明显异常。

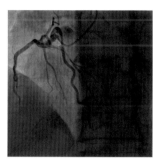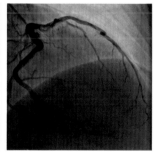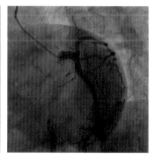

病例6图7　冠状动脉造影

入院查体：体温36.5℃，心率130次/分，血压127/58mmHg，呼吸15次/分。双肺呼吸音清，未闻及湿性啰音，心界不大，心律齐，未闻及心脏杂音，腹软，无压痛、反跳痛，双下肢无水肿，病理反射未引出。

入院诊断：

急性前间壁心肌梗死

　冠状动脉粥样硬化性心脏病

　　心功能Ⅰ级（Killip分级）

先天性心脏病

　矫正性大动脉转位

　一度房室传导阻滞

　主动脉瓣轻中度关闭不全

　肺动脉瓣轻中度关闭不全

三尖瓣中度关闭不全

入院后辅助检查：

1. 抽血化验

血常规：白细胞计数 $11.56 \times 10^9/L$ ↑，中性粒细胞百分比 74.6%，血红蛋白 131g/L，血小板计数 $161 \times 10^9/L$。

血脂：总胆固醇 5.75mmol/L ↑，甘油三酯 1.22mmol/L，高密度脂蛋白胆固醇 1.20mmol/L，低密度脂蛋白胆固醇 4.28mmol/L ↑。

肌酸激酶 1411U/L ↑，肌酸激酶同工酶 122U/L ↑，乳酸脱氢酶 717U/L ↑。NT–pro BNP 2157pg/ml ↑。高敏肌钙蛋白 I 154.66ng/ml ↑，高敏肌钙蛋白 T 2.92ng/ml ↑。

二便常规、肝肾功能、电解质、血糖、糖化血红蛋白、凝血功能、传染病四项、甲状腺功能等结果正常。

2. 复查心电图 提示窦性心律，$V_1 \sim V_4$ 导联 ST 段抬高，一度房室传导阻滞，I、aVL、$V_5 \sim V_6$ 导联 T 波双向、倒置（病例 6 图 8）。

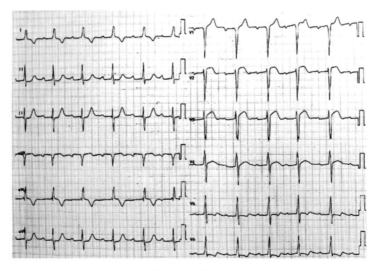

病例6图8 入院后心电图

3. 胸片 提示心影增大，心尖上翘，肺动脉段平直，肺纹理增重，未见明显实变，主动脉影增宽（病例 6 图 9）。

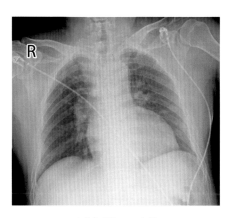

病例6图9　胸片

二、诊疗经过

患者急性心肌梗死诊断明确，暂无支架置入指征，治疗予阿司匹林＋氯吡格雷双联抗血小板、他汀降脂、ACEI 和 β 受体阻滞剂改善预后等冠心病二级预防药物治疗为主。2020 年 4 月 1 日，患者突发两次非持续性室性心动过速，但无意识丧失，心率约 180 次 / 分，持续十余秒（病例 6 图 10），可自行终止，遂调整 β 受体阻滞剂剂量。

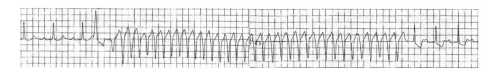

病例6图10　患者发生非持续性室性心动过速

2020 年 4 月 5 日心电监测见高度房室传导阻滞（病例 6 图 11），最长 RR 间期 4.5 秒。遂停用 β 受体阻滞剂。完善动态心电图提示窦性心律，一度房室传导阻滞、二度房室传导阻滞、高度房室传导阻滞。进一步完善心脏磁共振检查提示矫正型大动脉转位，解剖右心室（功能左心室）前壁中远段及心尖部心肌缺血梗死改变，心功能轻度降低，左侧房室瓣轻中度反流，主动脉瓣轻度反流（病例 6 图 12）。

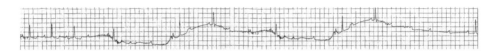

病例6图11　2020年4月5日患者发生高度房室传导阻滞

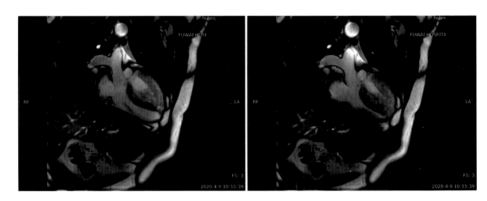

病例6图12　心脏磁共振下各房室连接关系及血流情况

　　停用 β 受体阻滞剂 1 周后，再次复查动态心电图提示窦性心律，一度房室传导阻滞、二度房室传导阻滞、高度房室传导阻滞，最长 RR 间期 6.02 秒。经评估后行 CRT-D 植入术。患者病情好转于 2020 年 4 月 23 日出院。

　　出院诊断：

急性前间壁心肌梗死

　　冠状动脉粥样硬化性心脏病

　　心功能 Ⅰ 级（Killip 分级）

先天性心脏病

　　矫正性大动脉转位

　　心律失常

　　　一度房室传导阻滞

　　　二度房室传导阻滞

　　　高度房室传导阻滞

　　　室性期前收缩

　　　非持续性室性心动过速

主动脉瓣轻中度关闭不全

肺动脉瓣轻中度关闭不全

三尖瓣中度关闭不全

高胆固醇血症

随访：出院后患者规律服药、门诊随诊，间断有心悸不适。出院后 15 个月患者再次因间断心悸不适（程控见 CRT-D 因室性心动过速发作而放电 3 次）至我院住院，复查动态心电图提示窦性心律（占比 < 10%），心房起搏心律、心室起搏心律，偶发室性期前收缩，ST-T 未见异常，调整药物治疗方案为阿司匹林、他汀、β 受体阻滞剂、胺碘酮等。

三、病例讨论

矫正型大动脉转位（corrected transposition of great arteries，ccTGA）指心房和心室之间连接不一致以及心室与大动脉之间连接的不一致，最早于 1875 年被报道，属于较为罕见的先天性心脏病，约占所有先天性心脏病的 0.05%[1]。胚胎发育期间，正常的原始心管应弯曲突向右侧，但 ccTGA 患者的原始心管突向左侧，最终导致解剖上左心房与右心室相连，右心房与左心室相连，在循环上保持相对正常：静脉血通过右心房流向肺循环，经呼吸氧合后流向左心房，流向体循环（病例 6 图 13）。根据心房、心室及大动脉的方位，ccTGA 可分为 4 种类型：①SLL 型：心房正位，心室左袢，主动脉位于肺动脉的左前方；②SLD 型：心房正位，心室左袢，主动脉位于肺动脉的右前方；③IDD 型：心房反位，心室右袢，主动脉位于肺动脉的右前方；

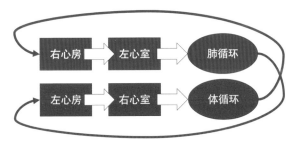

病例6图13　矫正型大动脉转位的解剖示意图

④IDL型：心房反位，心室右袢，主动脉位于肺动脉的左前方。以SLL型最常见。

超声对该类患者的检查容易存在误诊、漏诊，在于超声对心房、心室的定位和两根大动脉起源和位置的判断容易受到检查体位、检查部位、切面选择等因素影响。通过二维超声和多普勒血流图像结合，采用剑突下切面，可较为清晰显示左、右心室流入道和流出道的位置，以及房室和大动脉连续关系。目前一般首选磁共振检查进行诊断和评估。MRI可以提供全面的信息，包括心血管结构、解剖和血流动力学的全面信息，以及心室大小、功能和瓣膜功能的量化，尤其是在外科术后随访，但在儿童中MRI的作用则次于超声检查，因为可能需要全身麻醉，以方便长时间的成像和屏气。CT检查则适用于那些由于禁忌证或植入设备可能产生伪影而不能接受MRI的手术患者，也可提供心血管结构的形态学信息[2]。

是否存在相关心内缺陷决定了患者的临床表现，无合并心内畸形的患者可长达数十年内无症状。室间隔缺损是最常见的心内畸形，有报道称见于80%患者[3]，其余依次为肺动脉瓣狭窄或闭锁、房间隔缺损、瓣膜异常、心脏传导阻滞等。当存在室间隔/房间隔缺损，长期左向右分流，肺血增多，可出现肺血管阻力性改变，则较早发病。第一例患者因存在房间隔缺损，故此发病年龄明显早于第二例患者。而第二例患者一直无明显临床症状，此次因心肌梗死发病而首次入院，经检查才发现该病。

ccTGA的传导系统是较为独特，心律失常并发症的发生率随着年龄的增加而逐年增加。由于存在前后两个房室结，希氏束走行也与正常心脏不同：心房反位时，希氏束多数由后房室结发出；心房正位时，希氏束多数由前房室结发出。随着年龄增加，房室束可发生纤维化[4]，出现房室传导阻滞。以上两例患者均存在各种心律失常情况，如心房颤动、完全性左束支传导阻滞、程度不一的房室传导阻滞等。该方面的内科治疗主要是抗心律失常药物治疗，以及起搏器植入等。

值得注意的是，第二例患者合并急性心肌梗死，根据主动脉和肺动脉的具体位置，冠状动脉开口的空间定位对于冠状动脉造影是一个挑战。ccTGA

可同时合并冠状动脉解剖异常，主要为冠状动脉起源变异。冠状动脉的解剖一般与心室相适应，解剖左心室由类似于左前降支和旋支的分支血管供应，解剖右心室由类似于右冠状动脉的血管供应。

　　ccTGA 主要外科手术方法包括：传统矫正手术（心内修复）、解剖矫正手术、一个半心室矫正、单心室矫正及心脏移植等。解剖矫正手术即双调转手术（double switch），包括心房内调转术和大动脉调转术或 Rastelli 手术，可以将解剖左室作为体循环血泵，解剖右室作为肺循环血泵，可以减少远期右心功能不全的发生，近远期预后明显优于传统心内修复 [5]，因此越来越受到重视，有望成为治疗矫正型大动脉转位的首选术式。可惜的是，以上两例患者均无外科手术治疗机会，因此以药物保守治疗为主。

（唐文辉　曾繁芳）

参考文献

[1]Wallis GA, Debich-Spicer D, Anderson RH.Congenitally corrected transposition[J].Orphanet J Rare Dis, 2011, 6: 22.

[2]Canan A, Ashwath R, Agarwal PP, et al.Multimodality Imaging of Transposition of the Great Arteries[J].Radiographics, 2021, 41(2): 338-360.

[3]Alghamdi AA, McCrindle BW, Van Arsdell GS.Physiologic versus anatomic repair of congenitally corrected transposition of the great arteries: meta-analysis of individual patient data[J].Ann Thorac Surg, 2006, 81(4): 1529-1535.

[4]Warnes CA.Transposition of the great arteries[J].Circulation, 2006, 114(24): 2699-2709.

[5]Ahlstrom L, Odermarsky M, Malm T, et al.Surgical Age and Morbidity After Arterial Switch for Transposition of the Great Arteries[J].Ann Thorac Surg, 2019, 108(4): 1242-1247.

Takotsubo综合征

例一：嗜铬细胞瘤致Takotsubo综合征

一、病历摘要

患者女性，55岁，身高167cm，体重60kg，BMI 21.51。主诉"上腹痛、恶心4小时"于2019年9月4日1：10入院。

现病史：患者于2019年9月3日晚进食过期食物后约1小时出现上腹部不适，恶心，呕吐胃内容物1次，不伴发热、胸痛、气促、汗出、咳嗽、晕厥、黑矇、腹痛、腹泻等，持续10～15分钟后缓解，至外院就诊，查肌钙蛋白T 341.6ng/ml↑，心电图提示窦性心律，V_2～V_6导联ST段压低（病例7图1），予阿司匹林300mg、替格瑞洛180mg、阿托伐他汀40mg负荷后转至我院就诊并收入。

既往史及个人史：患者自诉7年前因"胸痛"于外院就诊，住院期间出现"急性肺水肿、急性Ⅰ型呼吸衰竭、休克"等，经气管插管、呼吸机辅助呼吸等抢救，诊断为"急性非ST段抬高型心肌梗死、肺动脉栓塞"，此后一直服用阿司匹林，未服用华法林等抗凝药物。高血压病病史7年余，收缩压最高170mmHg，1年前自测血压正常，随后自行停用降压药物，平素自测血压正常。余无特殊。

入院前辅助检查：

1. 急诊心电图　提示窦性心律，P波增宽（0.14秒），V_2～V_6导联ST段压低（病例7图1）。

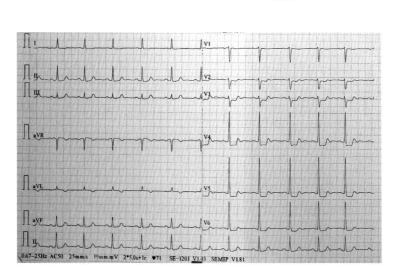

病例7图1　急诊心电图

2. 床旁心脏超声　提示左心房前后径 36mm，左右径 43mm，上下径 56mm，左心室舒张末径 53mm，左心增大，右房室腔内径正常，二尖瓣对合不拢，中度反流，左心室各壁中段及基底段运动幅度降低，左心室收缩功能降低，LVEF 35%（病例 7 图 2）。

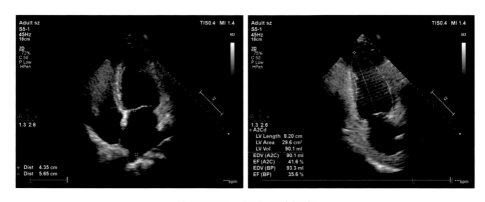

病例7图2　急诊心脏超声

3. 肺动脉 CT 成像　提示肺动脉及其分支未见明显异常，两肺间质性改变，左侧少量胸腔积液，考虑心源性肺水肿，左心房室增大。

4. 动脉血气　酸碱度 7.45，氧分压 53mmHg↓，二氧化碳分压 35mmHg，碱剩余 0.7mmol/L，实际碳酸氢根 24.3mmol/L，标准碳酸氢根 25.3mmol/L，乳酸 2.3mmol/L ↑。

5. D 二聚体 5mg/L ↑。

入院查体：体温 36.7℃，心率 80 次 / 分，血压 99/74mmHg，呼吸 22 次 / 分。左下肺可闻及少许湿性啰音，心界向左扩大，二尖瓣听诊区可闻及 3/6 级收缩期吹风样杂音，向腋下传导；腹软，无压痛、反跳痛；双下肢无水肿，病理反射未引出。

入院诊断：

急性冠脉综合征

　　冠状动脉粥样硬化性心脏病

　　心功能Ⅱ级（Killip 分级）

高血压 2 级

急性胃肠炎

入院后辅助检查：

1. 抽血化验

血常规：白细胞计数 13.68×10^9/L ↑，中性粒细胞百分比 89.9% ↑，血红蛋白 154g/L，血小板计数 228×10^9/L。

血脂：总胆固醇 4.20mmol/L，甘油三酯 1.91mmol/L，低密度脂蛋白胆固醇 2.16mmol/L，高密度脂蛋白胆固醇 1.60mmol/L。

NT-pro BNP 481.2pg/ml ↑。超敏 C 反应蛋白 20.4mg/L ↑。高敏肌钙蛋白 I 11.88ng/ml ↑，高敏肌钙蛋白 T 1.47ng/ml ↑。D 二聚体 5.79mg/L。

二便常规、肝肾功能、电解质、凝血功能、甲状腺功能、自身抗体谱、肿瘤标志物等结果正常。

2. 冠状动脉造影　提示左主干未见异常，前降支、回旋支及右冠状动脉未见明显狭窄及阻塞性病变，远端血流 TIMI 3 级（病例 7 图 3）。

3. 胸片　提示心影稍增大，两肺纹理增重，主动脉影迂曲增宽（病例 7 图 4）。

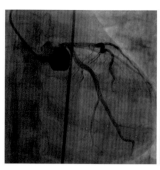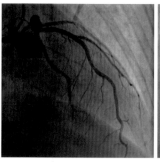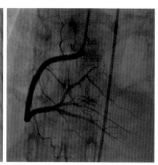

病例7图3　冠状动脉造影未见明显狭窄及阻塞性病变

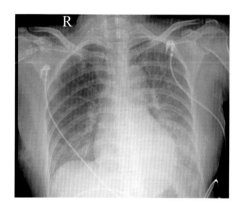

病例7图4　胸片

4. 肌钙蛋白、NT-pro BNP 等指标的变化趋势（病例 7 图 5）。

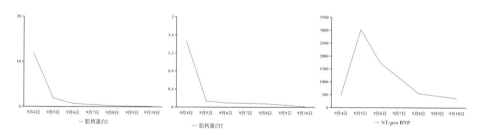

病例7图5　肌钙蛋白、NT-pro BNP等指标的变化趋势

5. 动脉血气分析结果的演变趋势见病例 7 表 1。

病例7表1　动脉血气结果的演变趋势

	酸碱度	氧分压（mmHg）	二氧化碳分压（mmHg）	碱剩余（mmol/L）	实际碳酸氢根（mmol/L）	标准碳酸氢根（mmol/L）	乳酸（mmol/L）
入院前（急诊）	7.45	53	35	0.7	24.3	25.3	2.3
9月4日3：22	7.46	61	33	0.3	23.5	25	1.3
9月4日9：40	7.43	64	32	−2.3	21.2	23	0.7
9月5日7：11	7.43	93	42	3.2	27.9	27.4	0.4

二、诊疗经过

患者来院时有低氧血症，肌钙蛋白、NT-pro BNP 等心脏标志物明显升高，心电图见 ST-T 改变，且超声提示左心室收缩功能降低，LVEF 35%，但结合冠状动脉造影及肺动脉 CT 成像结果，基本除外了冠状动脉粥样硬化性心脏病及急性肺动脉栓塞。患者近期无发热、咳嗽等上呼吸道感染症状，胸片未见肺部浸润病变，考虑急性心肌炎可能性不大。以下诊断不能除外：冠状动脉非阻塞性心肌梗死及 Takotsubo 综合征。

治疗上予抗血小板、降脂、营养心肌等对症处理，在 2019 年 9 月 4 日入院当天上午再次复查心脏超声提示左室稍大，左室壁运动异常，二尖瓣中度反流，左室基底段运动减弱，心尖部运动代偿增强，左室整体收缩功能减低，LVEF 50%（病例 7 图 6）。超声所见较入院前明显改善。

2019 年 9 月 6 日再次复查心脏超声左室整体收缩功能未见明显异常，LVEF 60%（病例 7 图 7）。回顾整个治疗过程，虽然患者无明显生理、心理等应激因素，但从超声看，患者心功能在短时间内完全恢复，室壁运动异常完全可逆，心肌标志物如肌钙蛋白、NT-pro BNP 的下降非常迅速，我们考虑 Takotsubo 综合征可能性大，为与冠状动脉非阻塞性心肌梗死鉴别，建议患者完善心脏磁共振检查，但患者本人要求出院，于 2019 年 9 月 11 日出院。

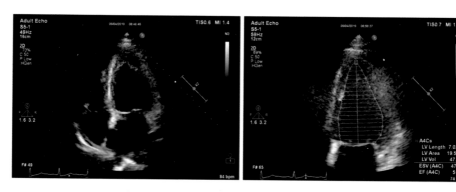

病例7图6 入院当天上午再次复查心脏超声

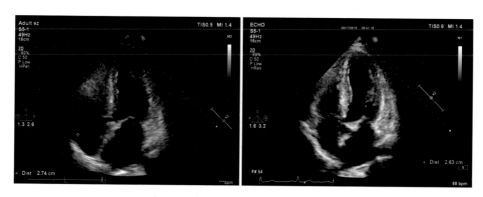

病例7图7 2019年9月6日复查心脏超声未见明显异常

出院诊断：

Takotsubo 综合征

心功能Ⅲ级（NYHA 分级）

高血压病 2 级（极高危组）

急性胃肠炎

随访：出院后 6 天（2019 年 9 月 17 日）患者因"头痛 2 小时"再次入住我院急诊病房，查心电图无异常，心脏超声无明显异常，LVEF 65%，入院时血压 170/88mmHg，初步诊断为高血压亚急症，随后完善心脏磁共振提示心脏结构及功能大致正常（病例 7 图 8），腹部超声见左侧肾上腺实性占位，进一步 CT 检查考虑嗜铬细胞瘤（病例 7 图 9），立位血清醛固酮 352.7pg/ml（正常 40 ～ 310pg/ml），尿香草扁桃酸 15.7mg/24h，余继发性高血压检查化验结果正常。为进一步诊治，患者至外院泌尿外科行手术切除治疗，术后病理确诊为嗜铬细胞瘤（病例 7 图 10）。

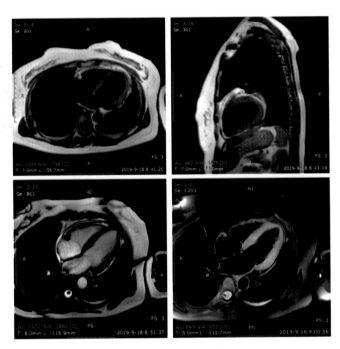

病例7图8　复查心脏磁共振提示心脏结构及功能大致正常

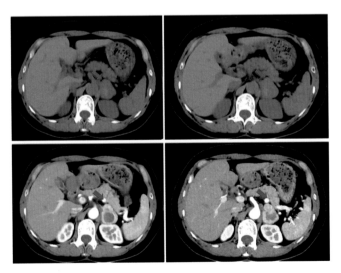

病例7图9　肾上腺增强CT考虑左侧肾上腺嗜铬细胞瘤

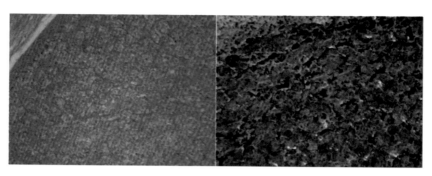

病例7图10　术后病理检查，左侧为HE染色，右侧为免疫组化染色

例二：起搏器电极更换术后致Takotsubo综合征

一、病历摘要

患者女性，82 岁，身高 151cm，体重 53kg，BMI 23.25。主诉"头晕、黑矇 12 年，再发伴胸闷气促 9 个月"于 2019 年 9 月 30 日 11：00 入院。

现病史：患者自诉 12 年前无明显诱因反复出现头晕、黑矇，伴心悸，2007 年 9 月至我院就诊，查心电图提示高度房室传导阻滞，行永久性起搏器植入术，植入美敦力 SEDRL1 起搏器，术后未再出现心悸、头晕、黑矇等症状。2017 年 2 月 17 日患者因起搏器电池耗竭至我院行"永久性起搏器更换术"。9 个月前，患者再次出现头晕、黑矇等症状，伴胸闷、气促、乏力等，无发热、胸痛、头晕、头痛、恶心、呕吐、晕厥等，多见于活动时，休息后可缓解，但因发作频繁，患者遂至我院就诊并收入。

既往史及个人史：2018 年 3 月 23 日于我院行冠脉造影提示冠状动脉单支病变，前降支近段 40% 狭窄，中段 30% 狭窄，远段 75% 狭窄，管腔细小，未进一步介入处理，规律服用冠心病二级预防药物。高血压病史 10 余年，收缩压最高达 200mmHg，服用缬沙坦降压治疗。2 型糖尿病病史 10 余年，规律服用二甲双胍＋阿卡波糖治疗。高脂血症病史 10 余年，服用瑞舒伐他汀降脂治疗。余无特殊。

入院查体：体温 36.2℃，心率 83 次 / 分，血压 165/100mmHg，呼吸

20次/分。神志清楚，对答切题，双肺呼吸音清，未闻及干湿性啰音，心界正常，心律齐，未闻及病理性杂音，腹软，无压痛、反跳痛，双下肢无水肿，病理反射未引出。

入院诊断：

心律失常

　高度房室传导阻滞

　心脏永久性起搏器植入术后

　心功能Ⅱ级（NYHA 分级）

冠状动脉粥样硬化性心脏病

高血压病 3 级（极高危组）

2 型糖尿病

高脂血症

入院后辅助检查：

1. 抽血化验

血常规：白细胞计数 6.46×10^9/L，中性粒细胞百分比 59.6%，血红蛋白 130g/L，血小板计数 215×10^9/L。

血脂：总胆固醇 4.42mmol/L，甘油三酯 1.79mmol/L，高密度脂蛋白胆固醇 1.73mmol/L，低密度脂蛋白胆固醇 2.61mmol/L。

NT-pro BNP 245.1pg/mL。高敏肌钙蛋白 I 0.001ng/ml，高敏肌钙蛋白 T 0.012ng/ml。超敏 C 反应蛋白 0.11mg/L，糖化血红蛋白 8.5% ↑。

二便常规、肝肾功能、电解质、血糖、凝血功能、传染病四项、甲状腺功能等结果正常。

2. 心电图　提示心室起搏心律（病例 7 图 11）。

3. 心脏超声　提示左心房轻度扩大（前后径 29mm），左心室舒张末径 33mm，左室壁肥厚，室间隔厚度 12mm，左心室后壁厚度 10mm，各瓣膜形态、启闭未见异常，室壁运动协调，LVEF 56%。

4. 胸片　提示心影呈主动脉型，左心室圆隆，心影稍大，主动脉结凸出，肺动脉段凹陷，两肺纹理大致正常，右侧胸壁见起搏器影，电极先端大致在右心房室范围内（病例 7 图 12）。

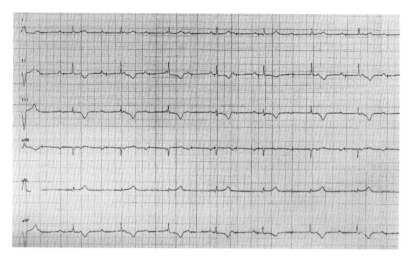

病例7图11　入院后心电图

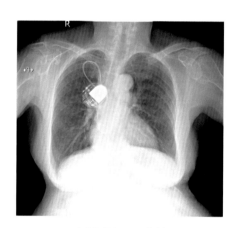

病例7图12　胸片

5. 动态心电图　提示窦性心律＋起搏心律，总心搏数 103 486 次，起搏总数 89 017 次，频发室性期前收缩（1315 次），起搏器间歇性起搏不良，ST-T 改变，HRV：SD ＞ 50ms（病例 7 图 13）。

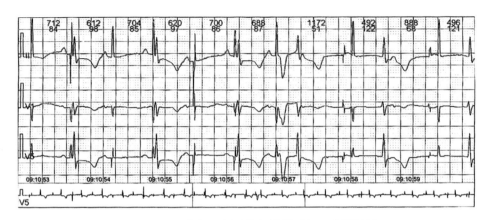

病例7图13　动态心电图见起搏器感知、起搏不良

二、诊疗经过

入院后动态心电图、心电监测（病例 7 图 13，病例 7 图 14）以及起搏器程控均提示起搏器感知、起搏不良，考虑电极发生脱位，拟左侧重新植入电极，使用原起搏器（美敦力 SEDRL1）。2019 年 10 月 15 日完善术前准备后，放置心室电极（美敦力 5076-58cm）到右心室流出道间隔部，心房电极（美敦力 5076-52cm）至右心耳基底部。术后约 6 小时，患者下床至洗手间后突发胸闷，伴面色苍白、大汗、头晕、视物模糊，返回床位后测血压 69/38mmHg，监测见起搏心律，心率 80 次 / 分，末梢氧饱和度 94%，床旁动脉血气提示酸碱度 7.48，氧分压 70mmHg，二氧化碳分压 29mmHg，碱剩余 3.2mmol/L，标准碳酸氢根 24mmol/L，实际碳酸氢根 22.7mmol/L，乳酸 1.5mmol/L。NT-pro BNP 4989pg/ml ↑。高敏肌钙蛋白 I 0.471ng/ml ↑，高敏肌钙蛋白 T 0.155ng/ml ↑。心电图提示前壁导联 T 波深倒，较前明显改变（病例 7 图 15）。床旁心脏超声提示左心室前壁运动减弱，左室壁肥厚、室间隔为著，左心室流出道梗阻，二尖瓣中度反流，三尖瓣中度反流，LVEF 43%。肺动脉 CT 成像未见双肺动脉充盈缺损，不除外急性心肌梗死，遂行急诊冠脉造影提示前降支近段弥漫狭窄 50% ~ 60%，中段狭窄 80% ~ 90%，远段狭窄 80% ~ 90%，第一对角支弥漫狭窄伴钙化 80% ~ 95%，第二对角支狭窄 50% ~ 60%，远端血流 TIMI 3 级，回旋支中段狭窄 70% ~ 80%，右冠状动脉近段 30% ~ 40%。术中对前降支近中远段及第一、第二对角支狭窄处球囊扩张，复查见前降支中远段、对角支残余狭窄 40% ~ 50%，无夹层及撕裂，远段血流 TIMI 3 级。术后转入 CCU 进一步诊治。

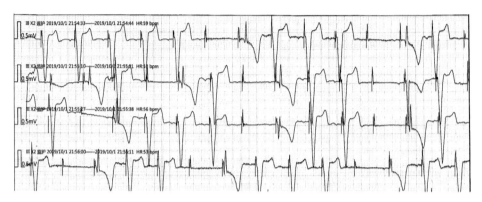

病例7图14　心电监测见起搏器感知、起搏不良

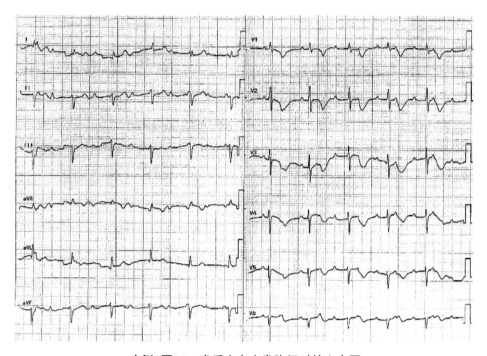

病例7图15　术后患者突发胸闷时的心电图

患者此次突发胸闷、血压下降等情况，考虑Takotsubo综合征可能性大：①患者存在明显应激因素（起搏器更换电极手术）；②术前超声未见左心室流出道梗阻，症状发作时超声见明显左心室流出道梗阻，2019年10月22日复查心脏超声提示左心室室壁肥厚，未见左心室流出道梗阻，二尖瓣轻度反流，LVEF 52%；③高敏肌钙蛋白及NT-pro BNP有明显升高，但下降迅速，变化趋势如下（病例7图16）；④急诊冠脉造影未见原病变冠状动脉急性闭塞。经镇静、营养心肌及对症处理等治疗，患者无其他不适，于2019年10月27日带药出院。

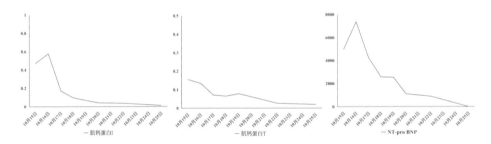

病例7图16　肌钙蛋白及NT-pro BNP演变趋势

出院诊断：

心律失常

　　高度房室传导阻滞

　　永久性起搏器植入术后

　　　起搏器电极微脱位

　　心功能Ⅱ级（NYHA分级）

Takotsubo综合征

冠状动脉粥样硬化性心脏病

高血压病3级（极高危组）

2型糖尿病

高脂血症

随访：患者出院后规律服药及门诊随访，未再诉胸闷、胸痛、心悸、黑矇等不适，起搏器功能良好，2021 年 6 月 10 日复查心脏超声提示左心房轻度扩大（前后径 37mm），室间隔厚度 12mm，左心室后壁厚度 10mm，瓣膜退行性改变，主动脉瓣及二、三尖瓣轻度反流，左心室舒张功能减退，LVEF 55%（病例 7 图 17）。

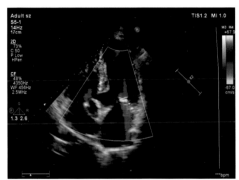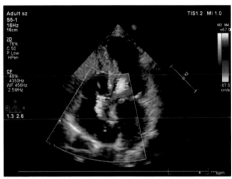

病例7图17　随访心脏超声

三、病例讨论

Takotsubo 综合征，又称为应激性心肌病、心碎综合征、心尖球形综合征等，临床特点包括：与心理或生理应激事件相关、多见于应激事件早期 1 ~ 5 天、急性短暂性病程（通常病程 < 21 天）、可逆性左心室收缩和（或）舒张功能障碍[1]，在最新 ESC 共识中建议使用 Takotsubo 综合征（takotsubo syndrome，TTS）作为正式病名，避免使用心肌病的名称，因其可逆性心室功能障碍的特点。常见的诱因（应激原）包括心理和生理应激两方面，前者涉及厄运、危险和（或）绝望等情绪；后者主要是各种急危重疾病、重大手术、创伤等。在女性人群中的发病率远高于男性人群。本节第二例患者显然存在手术应激而诱发，但第一例患者经反复询问，否认了近期有生理、心理上应激原，患者最后确诊为嗜铬细胞瘤，推测这很大可能是嗜铬细胞瘤引起的 TTS。尽管当前尚未明确 TTS 的发病机制，但嗜铬细胞瘤诱发 TTS，已经有较多的文献报道[2, 3]。有报道称，儿茶酚胺的大量增加，循环系统暴露在"儿茶酚胺风暴"中，可导致急性多血管痉挛及心肌顿抑，这可能是 TTS 的发病

机制之一[4]。

影像学上，TTS左心室的形态学表现与左心室功能障碍、乃至于血流动力学障碍具有明显相关性，可分为心尖型、室中型、心底型和局灶型[5]（病例7图18）。其中心尖型形态下心尖部室壁运动停滞容易形成血栓，但是基底部运动亢进，造成Venturi效应（即虹吸效应），引起二尖瓣瓣叶收缩期前移导致流出道梗阻（类似肥厚梗阻性心肌病）以及二尖瓣反流[6]。当出现左心室流出道梗阻，容易进一步加重左心室功能障碍，乃至于发生心力衰竭、甚至心源性休克。在本章节第二例患者中，即可见此特殊形态学表现，患者在TTS发病前心脏超声未见左心室流出道梗阻，而发病时的超声则发现左心室流出道梗阻。另外第一例患者的超声（病例7图6）见左室基底段运动减弱，心尖部运动代偿增强，为心底型表现。

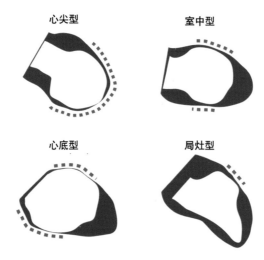

病例7图18　Takotsubo综合征的心室形态

由于TTS临床表现类似急性心肌梗死（病例7表2），在疑似急性冠状动脉综合征患者中有1%～2%最后明确诊断为该疾病[7, 8]，故TTS的诊断具有挑战性，在ESC共识中提出了诊断标准（病例7表3）[9]，而由此看出，相较于冠心病，TTS最大的特征是室壁运动异常的范围，超出单一冠状动脉供血范围。但要注意的是，TTS和冠心病是可以同时存在同一患者身上的[8]。

病例7表2　TTS与急性冠脉综合征临床特点比较

项目	Takotsubo 综合征	急性冠脉综合征
危险因素	无	高血压、糖尿病、代谢综合征、吸烟等
发病诱因	心理、生理应激	活动、情绪等
性别年龄	多见于绝经后女性	多见于中年男性
心电图	广泛胸前导联 ST-T 改变	对应导联 ST-T 改变
心肌标志物	轻度升高	不同程度升高
心脏超声	心尖部或心室中段、基底部室壁运动异常	与单一冠状动脉供血相符的节段性室壁运动异常
冠状动脉造影	可无明显狭窄性病变	存在罪犯血管或急性血栓事件
左心室造影	典型见心尖部球形扩张	节段性室壁运动异常

病例7表3　Inter TAK诊断标准

1. 患者表现为短暂的左心室功能障碍（包括室壁运动减退、运动障碍）表现为心尖球形或心室中段、基底部或局部室壁运动异常，右心室可受累，室壁运动异常的范围超出单个心外膜冠状动脉供血范围

2. 发病前存在情绪或（和）躯体（应激）诱因，但非必须条件

3. 神经系统疾病（如蛛网膜下隙出血、卒中 /TIA 或癫痫发作）和嗜铬细胞瘤可能成为发病诱因

4. 新发心电图异常，包括 ST 段抬高、ST 段压低、T 波倒置和 QTc 延长，罕见情况下可无任何心电图改变

5. 心肌标志物（肌钙蛋白和心肌酶谱）水平在多数情况下轻度升高，B 型钠尿肽（BNP）或 NT-pro BNP 显著升高

6. TTS 和明显的冠状动脉疾病并不矛盾，可存在同一患者身上

7. 无感染性心内膜炎证据

8. 绝经后女性比例较高

　　共识指出，出现 ST 段抬高的患者应接受紧急冠状动脉造影和左心室造影以排除急性 ST 段抬高型心肌梗死。而非 ST 段抬高的患者可参考 Inter TAK

诊断评分（病例 7 表 4）：> 70 分表明存在 TTS 的概率很高，若经影像学证实存在心尖、心室中部或基底部球形膨隆即可诊断；≤ 70 分的患者应首先接受冠脉造影检查除外心外膜冠状动脉病变，其后根据检查化验排除急性感染性心肌炎后可拟诊 TTS[10]。本章节第二例患者，发病时的心电图无 ST 段抬高，行急诊冠脉造影检查而未发现冠状动脉急性闭塞，尽管 Inter TAK 评分为50 分，结合心脏超声的动态演变，仍考虑为 Takotsubo 综合征。

病例7表4　Inter TAK诊断评分

项目	分值
女性	25
情绪应激因素	24
躯体应激因素	13
心电图无 ST 段压低	12
精神障碍	11
神经障碍	9
QT 间期延长	6

≤ 70 分，Takotsubo 综合征的可能性低

> 70 分，Takotsubo 综合征的可能性高

对于 TTS 的治疗，目前尚无经循证医学证实的有效治疗方案，但总的来说，首要的治疗原则是缓解低心排血量状态下循环充血的症状和改善血流动力学障碍，部分患者需要考虑机械循环支持，直至心室功能的恢复。此外，鉴于诱发应激性心肌病的原因各异，针对不同病因的个体化治疗同样重要。

根据有无左心室流出道梗阻，治疗方法有很大的区别（病例 7 图 19）。对于没有左心室流出道梗阻的患者，使用静脉扩张药和利尿药减少静脉回流是必要的，并可以通过使用正性肌力药物增加心输出量。如果正性肌力药无效，可考虑加用小剂量血管升压药和机械循环支持[11]。

对于伴有左心室流出道梗阻的患者，应该避免使用正性肌力药物，因为该类药物可能通过增强未受累室壁的运动进一步增加梗阻。伴有左心室流出道梗阻通常存在容量不足的情况，适当的扩容治疗是需要的。如果存在严重的左心室流出道梗阻并且没有心动过缓，可尝试使用小剂量的短效 β 肾上腺素能受体阻滞剂来改善梗阻和心输出量。如果药物治疗效果不明显，应该考虑尽早使用左心室辅助装置以及体外膜肺氧合支持。对于此类患者主动脉气囊反搏有可能加重左心室流出道梗阻，因而不建议使用[11, 12]。

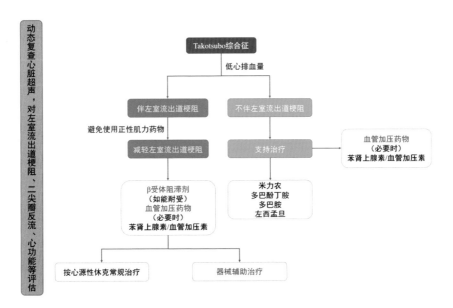

病例7图19　Takotsubo综合征的治疗

（卢永康　龙　娟）

参考文献

[1]Medina DCH, Del BM, Keyser-Marcus L, et al.Stress Cardiomyopathy Diagnosis and Treatment: JACC State-of-the-Art Review[J].J Am Coll Cardiol, 2018,

72(16): 1955–1971.

[2]Iga K, Gen H, Tomonaga G, et al.Reversible left ventricular wall motion impairment caused by pheochromocytoma–a case report[J].Jpn Circ J, 1989, 53: 813–820.

[3]Gervais MK, Gagnon A, Henri M, et al.Pheochromocytoma presenting as inverted Takotsubo cardiomyopathy: a case report and review of the literature[J]. J Cardiovasc Med(Hagerstown), 2015, 16(Suppl 2): S113–S117.

[4]Chiang YL, Chen PC, Lee CC, et al.Adrenal pheochromocytoma present ing with Takotsubo–pattern cardiomyopa thy and acute heart failure: a case report and literature review[J].Medicine (Baltimore), 2016, 95(36): e4846.

[5]Templin C, Ghadri JR, Diekmann J, et al.Clinical Features and Outcomes of Takotsubo (Stress) Cardiomyopathy[J].N Engl J Med, 2015, 373(10): 929–938.

[6]Parodi G, Del PS, Salvadori C, et al.Left ventricular apical ballooning syndrome as a novel cause of acute mitral regurgitation[J].J Am Coll Cardiol, 2007, 50(7): 647–649.

[7]Gianni M, Dentali F, Grandi AM, et al.Apical ballooning syndrome or takotsubo cardiomyopathy: a systematic review[J].Eur Heart J, 2006, 27(2): 1523–1529.

[8]Kurowski V, Kaiser A, Von Hof K, et al.Apical and midventricular transient left ventricular dysfunction syndrome(Tako–Tsubo cardiomyopathy): frequency, mechanisms, and prognosis[J].Chest, 2007, 132(4): 809–816.

[9]Ghadri JR, Wittstein IS, Prasad A, et al.International Expert Consensus Document on Takotsubo Syndrome(Part I): Clinical Characteristics, Diagnostic Criteria, and Pathophysiology[J].Eur Heart J, 2018, 39(22): 2032–2046.

[10]Ghadri JR, Wittstein IS, Prasad A, et al.International Expert Consensus Document on Takotsubo Syndrome(Part II): Diagnostic Workup, Outcome, and Management[J].Eur Heart J, 2018, 39(22): 2047–2062.

[11]Rashed A, Won S, Saad M, et al.Use of the Impella 2.5 left ventricular assist

device in a patient with cardiogenic shock secondary to takotsubo cardiomyopathy[J]. BMJ Case Rep, 1990, 2015: bcr2014208354.

[12]Bonacchi M, Maiani M, Harmelin G, et al.Intractable cardiogenic shock in stress cardiomyopathy with left ventricular outflow tract obstruction: is extra-corporeal life support the best treatment？　[J].Eur J Heart Fail, 2009, 11(7): 721-727.

急性心肌梗死合并室间隔穿孔

例一:

一、病历摘要

患者男性,57岁,身高160cm,体重57kg,BMI 22.0。主诉"胸痛10天,气促2天,加重19小时"于2020年11月24日23:22入院。

现病史: 患者入院前10天于夜间睡眠时突发心前区疼痛,放射至后背部,持续10余小时,能忍受,自服速效救心丸缓解,可坚持上班。2天前患者活动时出现气促,稍微活动即可出现,尚能忍受,伴少尿,夜间不能平卧,无黑矇、晕厥。2020年11月24日4:00患者自觉气促症状较前加重,9:00至外院就诊,查心电图提示急性广泛前壁心肌梗死(具体报告未见),肌钙蛋白I 1.42ng/ml↑。心脏彩超提示室间隔穿孔,心尖部连续性中断12.5mm,予口服阿司匹林、替格瑞洛、他汀、呋塞米、螺内酯及静脉注射吗啡等治疗,症状无缓解,转入我院急诊,测血压下降,最低为86/56mmHg,查血钾6.7mmol/L↑,NT-pro BNP 22 392pg/ml↑,肌酐186μmol/L↑。动脉血气提示酸碱度7.40↓,二氧化碳分压15mmHg↓,氧分压88mmHg,碱剩余-13.5mmol/L↓,乳酸12.6mmol/L↑。床旁心脏彩超提示室间隔穿孔,连续性中断15mm,室壁瘤形成。留置IABP后,经利尿、抗心力衰竭治疗后症状较前稍好转,血压上升后收入院。

既往史及个人史: 高血压病病史20年,未规范诊治及服药。余无特殊。
入院前辅助检查:

1. 我院急诊心电图 提示窦性心律,胸前导联ST段显著抬高,V_{3R}~V_{4R}导联ST段轻度抬高,后壁导联ST段压低(病例8图1)。

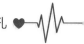

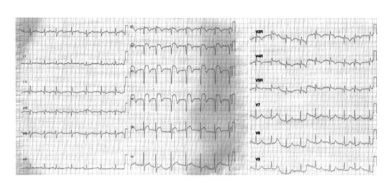

病例8图1　我院急诊心电图

2. **床旁心脏超声**　提示符合前壁心肌梗死改变，心尖室壁瘤形成，矛盾运动，室间隔心尖段连续性中断约 15mm，左向右分流，压差 17mmHg，左心室扩大，主动脉瓣、三尖瓣轻度反流，左心室整体收缩功能下降，LVEF 65%。

3. **抽血化验**

血常规：白细胞计数 19.75×10^9/L↑，中性粒细胞百分比 89.9%↑，血红蛋白 116g/L↓，血小板计数 261×10^9/L。

肾功能：肌酐 186μmol/L↑，尿酸 680μmol/L↑，尿素氮 13.69mmol/L↑。

动脉血气分析：酸碱度 7.35↓，氧分压 84mmHg，二氧化碳分压 18mmHg↓，碱剩余 –16.1mmol/L↓，乳酸 11.9mmol/L↑。

入院查体： 体温 36.7℃，心率 93 次 / 分，血压 118/67mmHg（IABP 辅助支持），呼吸 21 次 / 分。神清，无口唇发绀，颈静脉无充盈怒张，双下肺呼吸音减弱，未闻及干湿性啰音。心律齐，胸骨左缘 3、4 肋间闻及 3/6 级收缩期杂音，腹软无压痛，双下肢无水肿。

入院诊断：

心源性休克

　急性广泛前壁心肌梗死

　　冠状动脉粥样硬化性心脏病

　　室间隔穿孔

　　心功能Ⅳ级（Killip 分级）

高血压病2级（极高危）

肾功能不全

高钾血症

入院后辅助检查：

1. 抽血化验

血常规：白细胞计数 18.87×10^9/L↑，中性粒细胞百分比90.8%↑，血红蛋白116g/L↓，血小板计数 217×10^9/L。

肝功能：谷草转氨酶6226U/L↑，谷丙转氨酶3016U/L↑，总胆红素30μmol/L↑，直接胆红素15.4μmol/L↑，间接胆红素14.6μmol/L↑，总蛋白62.1g/L，白蛋白34.1g/L。

血脂：总胆固醇2.79mmol/L，甘油三酯0.94mmol/L，高密度脂蛋白胆固醇0.77mmol/L，低密度脂蛋白胆固醇1.85mmol/L。

凝血功能：凝血酶原时间28秒↑，活化部分凝血酶原时间46.8秒↑，INR 2.65↑，D二聚体7.65mg/L↑。

NT-pro BNP 20 167pg/ml↑。超敏C反应蛋白59.21mg/L↑。高敏肌钙蛋白I 6.562ng/ml↑，高敏肌钙蛋白T 1.960ng/ml↑。降钙素原0.942ng/ml↑。糖化血红蛋白6.12%↑。

2. 心脏超声　符合前壁心肌梗死改变，心尖室壁瘤，矛盾运动，室间隔心尖段连续性中断约17mm，左向右分流，压差26mmHg，左心室室壁肥厚，主动脉窦扩张，主动脉瓣轻度反流（病例8图2）。

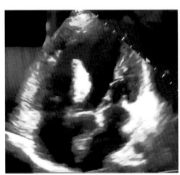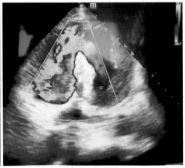

病例8图2　心脏超声提示室间隔穿孔、左向右反流

3．床旁胸片　提示左心室增大，肺间质水肿，右侧少量胸腔积液，主动脉增宽、硬化（病例 8 图 3）。

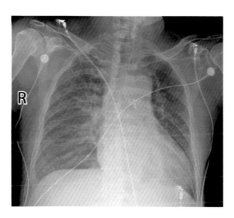

病例8图3　床旁胸片提示左心室增大，肺间质水肿表现为主

二、诊疗经过

　　患者持续 IABP 辅助由急诊转入后，仍呼吸急促，持续多巴胺、去甲肾上腺素及呋塞米 20mg/h 泵入，少尿，化验提示肝肾功能不全，处于泵衰竭、心源性休克状态，2020 年 11 月 25 日复查超声提示穿孔有扩大趋势，予升压、补液、支持对症及冠心病二级预防药物治疗，加用头孢哌酮舒巴坦抗感染，并予床旁血液滤过。

　　2020 年 11 月 29 日，患者无明显心力衰竭、心绞痛症状，无尿，需要持续床旁血液滤过，复查室间隔穿孔大小 17mm，肝功能较前改善，心率波动在 90 ～ 110 次 / 分，尝试加用小剂量 β 受体阻滞剂（3.125mg 2 次 / 日），症状无加重。

　　2020 年 12 月 1 日内外科讨论，认为患者目前循环状态尚未稳定，仍处于心肌坏死水肿期，无论是外科修补及介入封堵治疗的风险极大，建议在梗死后 3 周行介入封堵治疗。

　　经积极治疗后，患者循环状态渐趋稳定，肝肾功能、白细胞计数等主要指标有好转情况，室间隔穿孔大小无明显扩大。但自 2020 年 12 月 5 日开始，穿孔大小有扩大趋势，且心功能、肾功能、NT-pro BNP 等相关指标逐渐上升，病情恶化，最终患者于 2020 年 12 月 15 日自动出院。入院治疗期间主要化验指标的变化趋势如下（病例 8 图 4 及病例 8 表 1）。

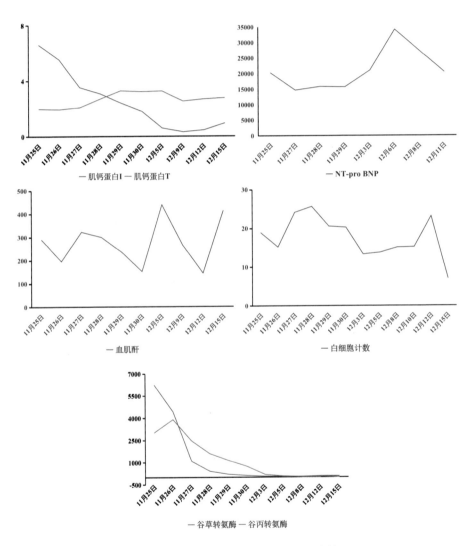

病例8图4　主要化验指标的变化趋势

病例8表1　床旁心脏超声的系列检查结果

	穿孔大小（mm）	分流速度（m/s）	压差（mmHg）	左心室舒张末径（mm）	肺动脉收缩压（mmHg）	LVEF（%）
2020 年 11月 25 日	17	2.5	26	43	36	68
2020 年 11月 26 日	16	2.9	34	47	28	65
2020 年 11月 28 日	17	2.3	22	44	36	65
2020 年 11月 30 日	17	2.2	20	43	34	58
2020 年 12月 1 日	18	2.1	18	49	47	55
2020 年 12月 5 日	18	2.6	26	47	45	62
2020 年 12月 8 日	17	3.0	36	51	48	55
2020 年 12月 12 日	24	2.1	18	52	48	55
2020 年 12月 13 日	25	1.6	11	52	48	55

出院诊断：

心源性休克

　急性广泛前壁心肌梗死

　　冠状动脉粥样硬化性心脏病

　　室间隔穿孔

　心功能Ⅳ级（Killip 分级）

急性肾衰竭

高血压病 2 级（极高危）

肺部感染

高钾血症

例二：

一、病历摘要

患者女性，76 岁，身高 156cm，体重 50kg，BMI 20.5。主诉"反复胸闷胸痛 1 个月余，气促 1 个月"于 2021 年 12 月 27 日 16：00 入院。

现病史：患者自诉 2021 年 11 月 23 日开始反复胸闷、胸痛，程度较轻，与活动无关，持续数分钟。2021 年 11 月 28 日自觉胸闷、胸痛症状加重，伴乏力、气促，至外院查肌钙蛋白 T > 2000ng/L、NT-pro BNP 6382pg/ml，行急诊冠脉造影显示冠状动脉左主干未见狭窄，前降支近段闭塞，回旋支未见狭窄，右冠状动脉开口于左冠状动脉窦，管腔细小，中段 90% 狭窄，开通前降支置入支架 1 枚。术后 1 日复查心脏超声见室间隔穿孔，缺口约 5mm，左向右分流，LVEF 52%，遂留置 IABP 辅助循环支持。2021 年 12 月 13 日患者症状好转，拔除 IABP 后出现胸闷、气促，经积极药物治疗后改善不明显，于 2021 年 12 月 14 日再次留置 IABP，2021 年 12 月 20 日复查心脏超声见室间隔穿孔扩大，缺口约 9mm，遂转至我院继续诊治。

既往史及个人史：高血压病病史 20 年，规范诊治及服药。有长期吸烟史，10 支 / 天，10 余年。余无特殊。

入院前辅助检查：

1. 我院急诊心电图　提示窦性心律，V_1 ~ V_4 导联呈 QS 波形，ST 段抬高，T 波倒置，肢体导联低电压（病例 8 图 5）。

2. 床旁心脏超声　符合前壁心肌梗死改变，心尖室壁瘤形成，室间隔穿孔，约 16mm，左向右分流，流速约 2.3m/s，二尖瓣轻度反流，三尖瓣轻至中度反流，估测肺动脉收缩压 40mmHg，LVEF 55%。

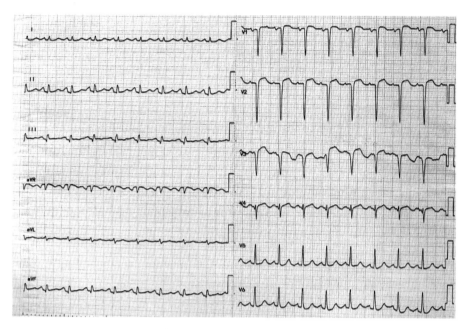

病例8图5 我院急诊心电图

3. 抽血化验

血常规：白细胞计数 9.04×10^9/L，中性粒细胞百分比 84.4%↑，血红蛋白 140g/L，血小板计数 129×10^9/L。

肾功能：肌酐 148μmol/L↑，尿酸 772μmol/L↑，尿素氮 11.50mmol/L↑。

凝血功能：凝血酶原时间 15.40 秒，INR 1.24，活化凝血酶原时间 35.1 秒，D 二聚体 1.91mg/L↑。

高敏肌钙蛋白 I 0.126ng/ml↑，高敏肌钙蛋白 T 0.113ng/ml↑。NT-pro BNP 20 254pg/ml↑。

入院查体： 体温 36.5℃，心率 81 次/分，血压 107/62mmHg（IABP 辅助循环），呼吸 19 次/分。神清，无口唇发绀，颈静脉无充盈怒张，双肺呼吸音粗，双肺闻及大量湿啰音，心界向左下扩大，心律齐，胸骨左缘 3、4 肋间可闻及 3/6 级收缩期杂音，腹软无压痛，双下肢无水肿。

入院诊断：

急性广泛前壁心肌梗死

冠状动脉粥样硬化性心脏病

室间隔穿孔

心功能Ⅲ级（Killip 分级）

高血压病 1 级（极高危）

高脂血症

入院后辅助检查：

1. 抽血化验

血常规：白细胞计数 12.58×10^9/L ↑，中性粒细胞百分比 85.2% ↑，血红蛋白 136g/L，血小板计数 139×10^9/L。

肾功能：肌酐 145μmol/L ↑，尿酸 783μmol/L ↑，尿素氮 11.10mmol/L ↑。

血脂：总胆固醇 3.40mmol/L，甘油三酯 1.23mmol/L，高密度脂蛋白胆固醇 0.77mmol/L，低密度脂蛋白胆固醇 2.18mmol/L。

凝血功能：凝血酶原时间 15 秒，INR 1.20，活化部分凝血酶原时间 32.70 秒，D 二聚体 2.48mg/L。

超敏 C 反应蛋白 11.27mg/L ↑。高敏肌钙蛋白 I 0.119ng/ml ↑，高敏肌钙蛋白 T 0.079ng/ml ↑。NT–pro BNP 21 189pg/ml ↑。白介素 6 43.61pg/ml ↑。

肝功能、电解质、降钙素原、糖化血红蛋白、甲状腺功能、传染病四项等结果无明显异常。

2. 床旁心脏超声 提示左房扩大（前后径 39mm），其余各房室腔不大，左心室前壁、室间隔心尖段及部分中段变薄，心尖瘤样扩张，室间隔心尖段连续性中断约 16mm，二尖瓣轻度反流，三尖瓣轻 – 中度反流，肺动脉高压，估测肺动脉收缩压 40mmHg。

3. 胸片 提示 IABP 术后，心影增大，心功能不全，双肺多发片絮状及条索影。

二、诊疗经过

予强心、利尿、扩管、抗感染等治疗，以及冠心病二级预防药物治疗。经内外科讨论后，考虑择期行介入封堵治疗。在心力衰竭、肺部感染控制

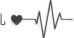

后，于 2022 年 1 月 8 日行介入封堵治疗，术中左心室造影见室间隔穿孔约 12mm，置入并释放封堵器，复查超声见 4mm 残余分流，主动脉瓣未见明显反流。2022 年 1 月 14 日复查心脏 CT 提示封堵器下方分流束，约 7mm（病例 8 图 6）。后续转普通病房继续诊治，病情好转于 2022 年 1 月 21 日出院。

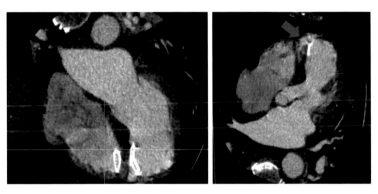

病例8图6　CT提示封堵器下方分流束（箭头所示）

出院诊断：

急性广泛前壁心肌梗死

　冠状动脉粥样硬化性心脏病

　室间隔穿孔

　心功能Ⅲ级（Killip 分级）

高血压病 1 级（极高危）

高脂血症

随访：2022 年 1 月 26 日，患者门诊复查，超声仍见 6mm 残余分流，流速 3.3m/s，压差 45mmHg，三尖瓣腱索断裂，瓣叶脱垂进入右心房，关闭裂隙约 8.5mm，瓣口重度反流，反流压差约 39mmHg，左心及右心房扩大，估测肺动脉收缩压 42mmHg，LVEF 56%（病例 8 图 7）。

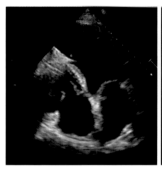 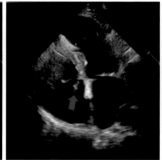 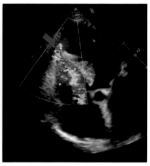

病例8图7　门诊随访心脏超声未见残余分流增大

三、病例讨论

室间隔穿孔（ventricular septal rupture，VSR）是急性心肌梗死后一种致死率极高的机械并发症，30 天死亡率极高，高达 70% 以上[1]，危险因素包括：年龄、女性、延迟的血运重建治疗。在过去溶栓的时代，1% ~ 2% 的急性心肌梗死患者中并发 VSR，而随着经皮介入治疗技术的发展，VSR 的发病率逐渐降低至 0.17% ~ 0.31%[2]。虽然传统上认为 VSR 发生在急性心肌梗死后 3 ~ 5 天，但从 SHOCK 以及其他临床研究的观察结果来看，发生 VSR 的中位时间估计为 16 小时[3]。本章节中的两例患者均是在心肌梗死后较早期发病，第一例推测为发病后约 5 小时，而第二例则是在发病后约 24 小时，尽管已经行急诊冠脉血运重建治疗。

室间隔在心脏的机械功能中发挥重要作用，是心脏中血供最丰富的组织结构，大部分由前降支和右冠状动脉供血（病例 8 图 8），因此前降支或右冠状动脉的后降支闭塞较容易引起 VSR。一项回归性研究显示，穿孔的部位最多见于心尖段、其次是中下段和下基底段[4]。根据解剖特点，VSR 分为简单型和复杂型（病例 8 图 9），前者为室间隔在心室两侧孔的大小一样及位置相同，呈对称性分布；而后者则是孔的形状是不规则的，裂孔的走行较为迂曲，在心室两侧呈非对称性分布。

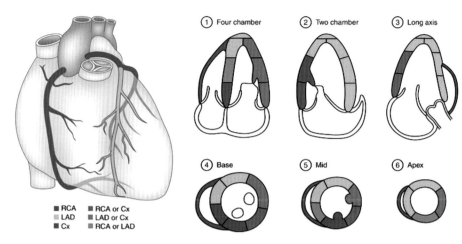

病例8图8　室间隔的供血血管

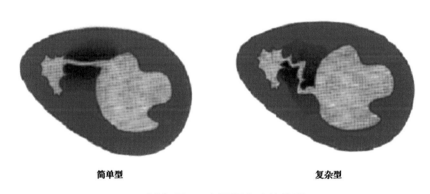

简单型　　　　　　　　　　　　　　复杂型

病例8图9　室间隔穿孔的分型

　　VSR 一旦发生，对右心系统将产生致命性打击，血流动力学可迅速恶化而出现循环崩溃，这是因为在左、右心室压力差的驱动下，大量血液由左心室向右心室分流，导致右心负荷加重，肺循环血量增加，进而加重了左心室的前负荷；另一方面，由于代偿作用导致机体小血管呈收缩状态，体循环阻力增加，进而加重了左心室的后负荷，又进一步增加了左向右的分流量。除了上述因素外，室间隔特殊部位的穿孔，如后间隔穿孔常合并不同程度的右心室心肌缺血坏死，这更加容易引起血流动力学迅速恶化。因此有效降低后负荷以减少左向右分流是初始治疗的主要目标，后续治疗则要保证心输出量以改善外周器官灌注，更重要的是患者术前循环状态与手术时机选择、围术期预后等息息相关[5]。随着近年来机械辅助技术的发展与成熟，VSR 患者的循环状态可依靠机械辅助而得到稳定。当前常用的机械辅助技术包括 IABP、ECMO（V-A 模式）、Impella、TandemHeart 等。就稳定 VSR 患者的血流动力学而言，各有特点[6]（病例 8 表 2）。第一例患者可能由于未行冠脉血运重建，即使在 IABP 置入和积极药物治疗后仍病情进展且穿孔有扩大趋势，如辅以 ECMO 支持，或许结局会不一样。

病例8表2　各种机械辅助技术对室间隔穿孔后血流动力学的影响

	后负荷	前负荷	肺动脉压	中心静脉压	心输出量	左心室室壁应力	右心室室壁应力	分流情况
IABP	↓↓	↓	↓	↓	↑	↓	↓	↓
V-A ECMO	↑↑↑	↑↑	↑↑↑	↓	↓	↑↑↑	↑↑↑	↑↑↑
Impella	↓↓↓	↓↓↓	↓↓↓	↓↓	↑↑↑	↓↓↓	↓↓	↓↓↓ 或逆转
TandemHeart	↑↑↑	↓↓↓	↓↓↓	↓↓	↓	↓↓	↓↓↓	↓↓
IABP + V-A ECMO	↑	↓	—	↓↓	↑	↓	↓	—
Impella + V-A ECMO	↓或—	↓↓↓	↓↓↓	↓↓↓	↑↑	↓↓↓	↓↓↓	↓↓↓
TandemHeart + Impella	↓或—	↓↓↓	↓↓↓	↓↓↓	↑↑	↓↓↓	↓↓↓	逆转

最后，由于目前缺乏大型临床试验数据支持，对于 VSR 患者手术时机选择、采用何种手术方案，尚无明确定论，但应以患者实际情况为主。

手术治疗仍是根本上改善预后的治疗手段，包括外科手术修补和经导管封堵术。目前外科手术修补围术期死亡率仍高居不下，预后仍不够理想。众所周知，由于心肌梗死后穿孔周围组织糟脆，缝合材料难以锚定，因此 VSR 外科手术时机的选择争议颇多。早期手术虽然有助于将右心系统的打击和全身脏器影响降至最低，但发病 7 天内外科手术的死亡率高达 40% ~ 80.5%[1, 7]；

另外，延期手术是在缺损周围结缔组织或瘢痕形成后进行手术，使缝合材料具有更好的锚定作用，降低修补难度，并降低膜片裂开的可能性，但患者在等待手术的过程中往往因为循环崩溃而死亡。2017 年，ESC 指南倾向于对积极治疗反应良好的患者可以考虑延迟手术治疗[8]。心肌梗死后 14 天心肌即开始瘢痕愈合，外科修补的手术死亡率降至 20% 左右[7]，因此发病后 3 周较多作为外科手术的时机。

随着 PCI 技术和经导管室间隔封堵术的开展，经导管封堵术有可能成为外科修补的替代治疗方法。与外科修补治疗类似，随着发病时间的延长，介入封堵的死亡率逐渐降低[9]，发病后 3 周介入封堵的死亡率甚至下降至 8.6%[10]。目前介入封堵的并发症仍然较高，常见为穿孔扩大、残余分流、三尖瓣腱索 / 乳头肌受损等。VSR 的分型与封堵成功率、并发症发生率明显相关，复杂型 VSR 由于穿孔走行迂曲，操作难度大，加之坏死心肌脆弱、容易撕裂，很容易因操作不慎而使穿孔扩大。早期残余分流与穿孔部位、封堵器大小选择是否得当有重要关系，后期残余分流则与心肌重构和坏死心肌变薄有关。三尖瓣腱索 / 乳头肌受损，可能与穿孔后缺损位置靠近乳头肌、操作损伤和腱索 / 乳头肌本身坏死等因素有关。本章节的第二例患者，由于穿孔部位靠近心尖，封堵器难以达到完全封堵，因此封堵器释放后即刻出现少量残余分流，但后续超声随访中残余分流基本稳定在 6mm 左右。后续出现三尖瓣脱垂，可能与术中操作损伤有关，但不排除由于患者右冠管腔细小、严重狭窄而缺血所致。

最后，由于目前缺乏大型临床试验数据支持，对于 VSR 患者手术时机选择、采用何种手术方案，尚无明确定论，但应以患者实际情况为主，需要经心血管内外科医师、超声医师、放射医师进行讨论，共同决定手术方式。

（郭文钦）

参考文献

[1]Crenshaw BS, Granger CB, Birnbaum Y, et al.Risk factors, angiographic patterns, and outcomes in patients with ventricular septal defect complicating acute myocardial infarction.GUSTO-I(Global Utilization of Streptokinase and TPA for Occluded Coronary Arteries)Trial Investigators[J].Circulation, 2000, 101(1): 27-32.

[2]Birnbaum Y, Fishbein MC, Blanche C, et al.Ventricular septal rupture after acute myocardial infarction[J].N Engl J Med, 2002, 347(18): 1426-1432.

[3]Jones BM, Kapadia SR, Smedira NG, et al.Ventricular septal rupture complicating acute myocardial infarction: a contemporary review[J].Eur Heart J, 2014, 35(31): 2060-2068.

[4]Hamilton M, Rodrigues J, Martin RP, et al.The In Vivo Morphology of Post-Infarct Ventricular Septal Defect and the Implications for Closure[J].JACC Cardiovasc Interv, 2017, 10(12): 1233-1243.

[5]Cerin G, Di Donato M, Dimulescu D, et al.Surgical treatment of ventricular septal defect complicating acute myocardial infarction.Experience of a north Italian referral hospital[J].Cardiovasc Surg, 2003, 11(2): 149-154.

[6]Ronco D, Matteucci M, Ravaux JM, et al.Mechanical Circulatory Support as a Bridge to Definitive Treatment in Post-Infarction Ventricular Septal Rupture[J].JACC Cardiovasc Interv, 2021, 14(10): 1053-1066.

[7]Arnaoutakis GJ, Zhao Y, George TJ, et al.Surgical repair of ventricular septal defect after myocardial infarction: outcomes from the Society of Thoracic Surgeons National Database[J].Ann Thorac Surg, 2012, 94(2): 436-443, 443-444.

[8]Ibanez B, James S, Agewall S, et al.2017 ESC Guidelines for the management of acute myocardial infarction in patients presenting with ST-segment elevation: The Task Force for the management of acute myocardial infarction in patients presenting with ST-segment elevation of the European Society of Cardiology(ESC)[J].Eur Heart

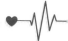

J, 2018, 39(2): 119–177.

[9]Jones BM, Kapadia SR, Smedira NG, et al.Ventricular septal rupture complicating acute myocardial infarction: a contemporary review[J].Eur Heart J, 2014, 35(31): 2060–2068.

[10] 张端珍 , 朱鲜阳 , 韩雅玲 , 等 . 经导管室间隔穿孔封堵术的临床效果 [J]. 中国介入心脏病学杂志 , 2015, 23(10): 541–544.

ECMO置入术后下肢缺血
继发骨筋膜室综合征

一、病历摘要

患者男性，55岁，身高175cm，体重72kg，BMI 23.53。主诉"突发胸闷、胸痛8小时"于2019年9月13日7：34入院。

现病史：患者大约于入院前8小时无明显诱因出现胸闷、胸痛，为胸前区压榨样疼痛，伴全身汗出，不伴发热、咳嗽、咳痰、恶心、呕吐、放射痛、头晕、头痛、心悸、气促等不适，症状持续不能缓解，至我院急诊就诊，7：04查心电图（病例9图1）提示加速性交界区心律，完全性右束支传导阻滞，Ⅰ、aVL导联、V_3~V_6导联ST段抬高，行急诊冠脉介入诊疗术，术后带入IABP收入我科。

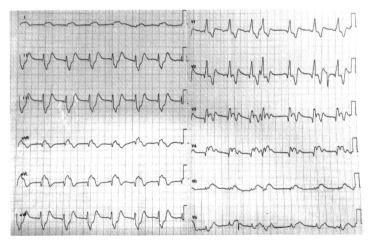

病例9图1　我院急诊心电图

既往史及个人史：2017 年患者因"肺腺癌"行"放疗"治疗。长期大量吸烟史，20 支 / 天，20 余年。余无特殊。

入院前辅助检查：

1. 我院急诊心电图　提示加速性交界区心律，完全性右束支传导阻滞，Ⅰ、aVL 导联、$V_3 \sim V_6$ 导联 ST 段抬高。

2. 急诊冠脉造影及介入治疗　造影见冠状动脉左主干闭塞，右冠状动脉中段 60% 狭窄（病例 9 图 2）。术中对左主干行球囊扩张后恢复前向 TIMI 3 级血流，残余狭窄 99%，可疑血栓影，但血栓抽吸未能抽吸到血栓，多次扩张后于冠脉内注入替罗非班 15ml。最后在左主干至前降支近段置入 Resolute 3.5mm×26mm 支架，充分释放后，行血管内超声及重复造影见支架贴壁良好（病例 9 图 2），无残余狭窄，无夹层撕裂，前向 TIMI 3 级血流。术中患者反复出现低血压，以多巴胺 10μg/（kg·min）、去甲肾上腺素 0.15μg/（kg·min）持续泵入维持血压，血压波动在 80 ~ 90/40 ~ 55mmHg。

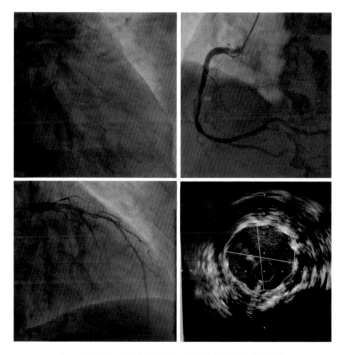

病例9图2　冠状动脉造影及介入治疗情况

入院查体：体温 36.5℃，心率 125 次 / 分，血压 83/66mmHg［IABP 循环支持，多巴胺 10μg/（kg·min）泵入］，呼吸 28 次 / 分。神清，烦躁不安，颈静脉无充盈怒张，右侧呼吸音减弱，双肺闻及散在湿性啰音。心律齐，心音低钝，未闻及病理性杂音，腹软无压痛。双下肢无水肿，四肢末端皮肤花斑。

入院诊断：

心源性休克

急性广泛前壁心肌梗死

冠状动脉粥样硬化性心脏病

心功能Ⅳ级（Killip 分级）

肺腺癌放疗术后

入院后辅助检查：

1. 抽血化验

血常规：白细胞计数 9.83×10^9/L ↑，中性粒细胞百分比 69.7%，血红蛋白 103g/L ↓，血小板计数 161×10^9/L。

肝功能：谷丙转氨酶 293U/L ↑，谷草转氨酶 1117U/L ↑，总胆红素 20.4μmol/L ↑，直接胆红素 8.9μmol/L ↑，间接胆红素 11.5μmol/L，总蛋白 62.8g/L，白蛋白 39g/L，球蛋白 23.8g/L。

肾功能：肌酐 194μmol/L ↑，尿酸 710μmol/L ↑，尿素氮 6.60mmol/L，eGFR 32.8ml/（min·1.73m²）↓。

肌酸激酶 12 271U/L ↑，肌酸激酶同工酶 1189U/L ↑，乳酸脱氢酶 2612U/L ↑。NT-pro BNP 1041pg/ml ↑。超敏 C 反应蛋白 118.09mg/L ↑。高敏肌钙蛋白 I > 10ng/ml ↑，高敏肌钙蛋白 T > 50ng/ml ↑。降钙素原 4.64ng/ml ↑。

二便常规、糖化血红蛋白、甲状腺功能、电解质等结果大致正常。

2. 胸片　提示心影圆隆，气管插管术后，两肺纹理增重，右上肺膨胀不全可能，IABP 置入后（病例 9 图 3）。

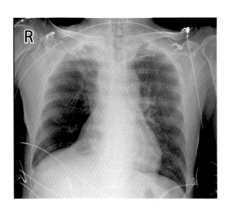

病例9图3　胸片

3. **床旁心脏超声**　提示左心室前间隔、前壁、侧壁运动减弱，估测 LVEF 38%，右侧胸腔无回声暗区，液深约 16mm。

二、诊疗经过

患者术后留置 IABP（右下肢），血压波动在 80～95/50～65mmHg，末梢 氧饱和度波动在 93%～96%，心率波动在 125～135 次／分，仍气促明显，烦 躁不安，四肢末端皮肤花斑，查心电图提示室性心动过速（病例 9 图 4），立 即予镇静、电复律、利尿、去甲肾上腺素升压，动脉血气提示酸碱度 7.31 ↓， 氧分压 67mmHg ↓，二氧化碳分压 22mmHg ↓，碱剩余 -13.3mmol/L ↓，

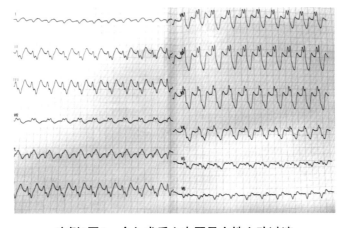

病例9图4　介入术后心电图见室性心动过速

实际碳酸氢根11.1mmol/L↓，标准碳酸氢根14.4mmol/L↓，乳酸10mmol/L↑。行气管插管、呼吸机辅助呼吸。电复律术后予胺碘酮静脉推注，过程中再次出现交界区心律，遂停用胺碘酮。

请我院 ECMO 团队会诊，认为存在 ECMO 辅助循环治疗指征，征得患者家属同意后，行床旁 ECMO 置入，外科切开置管（左下肢），V-A 模式，经以上抢救处理后，患者持续 IABP 及 ECMO 循环支持，呼吸机辅助呼吸，以及镇痛、镇静，多巴胺、去甲肾上腺素静脉泵入，舒普深抗感染及营养支持、对症等治疗，血压波动在 100/50mmHg，心率 70 ~ 80 次 / 分，复查心电图提示窦性心律，完全性右束支传导阻滞，一度房室传导阻滞（病例 9 图 5）。

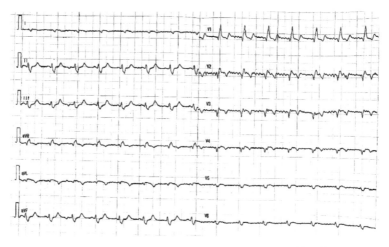

病例9图5　ECMO置入术后复查心电图提示窦性心律，
完全性右束支传导阻滞，一度房室传导阻滞

入院后约 12 小时（2019 年 9 月 13 日 19 时）查血红蛋白 78g/L，输血对症处理。

入院后约 24 小时（2019 年 9 月 14 日 8 时）复查动脉血气提示酸碱度 7.44，氧分压 160mmHg（FiO_2 40%），二氧化碳分压 38mmHg，碱剩余 1.6mmol/L，实际碳酸氢根 25.8mmol/L，标准碳酸氢根 26.2mmol/L，乳酸 5.8mmol/L。胸片对比前片见右侧少量胸腔积液，左下肺炎性改变。心脏超声提示左心室前间隔、前壁、侧壁运动近乎消失，其余室壁运动减弱，估

测 LVEF 15%。查体见双肺湿啰音消失，左小腿肌肉肿胀（腿围 36cm，对侧
34cm）、皮肤花斑样、左足背动脉搏动未及，超声见左侧腘动脉血流缓慢，
左侧胫前动脉、足背动脉未见血流信号，双下肢静脉无异常。查肌酸激酶
27 727U/L↑，肌酸激酶同工酶 697U/L↑，调整 ECMO 行侧支供应左股浅动
脉，并辅以床旁血液滤过治疗。

入院后约 48 小时（2019 年 9 月 15 日），左小腿仍肿胀明显，复查肌酸
激酶持续升高至 43 138U/L，左小腿腿围增加至 40.5cm，超声见双侧胫前动
脉、足背动脉血流充盈差，并出现右侧上臂及前臂肿胀，远端指节发绀。请
外院骨外科会诊，认为左下肢缺血严重，骨筋膜室综合征不能除外，行左小
腿骨筋膜室切开减压（病例 9 图 6），但切开术后由于患者肝功能、凝血功能
障碍，术口反复渗血、渗液明显（当日估约 4000ml/d）。

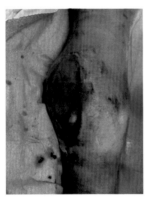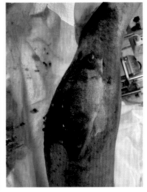

病例9图6　左小腿肿胀明显，行切开减压

患者持续少尿，肾功能持续恶化，积极床旁血液滤过治疗，多次输红细
胞、血浆等对症治疗，左小腿切开术口反复渗血、出血（300 ~ 500ml/d）。
多次复查心脏超声未见心功能恢复，左室整体运动幅度减弱，前壁及间隔中
段心尖段明显，LVEF 17%。

2019 年 9 月 20 日患者反复发作心房颤动、房性心动过速、窦性停搏，
行临时起搏器植入。2019 年 9 月 22 日胸片见右侧大量胸腔积液（病例 9 图 7），
行胸腔闭式引流。

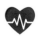

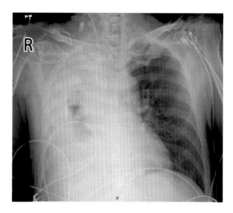

病例9图7　2019年9月22日胸片见右侧大量胸腔积液

在 ECMO 术后 14 天，家属放弃治疗，要求撤除 ECMO。撤除后约 1 小时患者最终因心功能恶化、多器官功能障碍而死亡。相关化验指标变化趋势见病例 9 图 8。

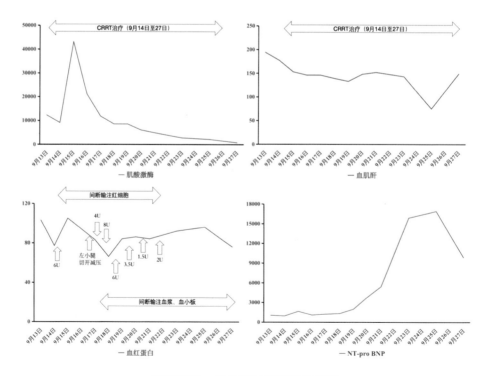

病例9图8　相关化验指标变化趋势

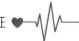

死亡诊断：

心源性休克

　　急性广泛前壁心肌梗死

　　　　冠状动脉粥样硬化性心脏病

　　　　室壁瘤形成

　　　　心律失常

　　　　　　持续性室性心动过速

　　　　　　阵发性心房颤动

　　　　　　窦性停搏

　　　　　　房性心动过速

　　　　　　完全性右束支传导阻滞

　　　　　　一度房室传导阻滞

　　　　心功能Ⅳ级（Killip 分级）

骨筋膜室综合征

横纹肌溶解症

急性肾衰竭

急性肝衰竭

肺部感染

弥散性血管内凝血

重度贫血

低血小板血症

低白蛋白血症

肺腺癌放疗术后

三、病例讨论

ECMO 作为一种机械循环呼吸支持装置，已越来越多地应用于危重疾病的抢救。近年来，我国 ECMO 应用呈跨越式增长态势，至 2019 年我国经心脏外科汇总的开展 ECMO 病例数已超过 4000 例[1]。虽然在许多情况下可以挽救生命，但 ECMO 是侵入性的，并发症常见，ECMO 相关并发症直接影响疾病的进展、患者的生存及预后。ECMO 并发症（病例 9 表 1）包括患者机体并发症（手术创面和插管部位出血、栓塞、肢体末端缺血、溶血、神经系统功能异常、肾功能不全和感染等）和 ECMO 机械系统并发症（氧合器氧合不良、血浆渗漏、管道破裂、驱动泵和热交换器功能异常等）[2-4]。

病例9表1　ECMO相关并发症及发生率

并发症	发生率
机体相关并发症	25.8% ~ 56.5%
出血	20.8% ~ 39.6%
危及生命的出血	5.6% ~ 18.7%
管道相关出血	5.3% ~ 15.6%
颅内出血	2.7% ~ 10.3%
肺出血	3.2% ~ 12.4%
其他部位出血	4.9% ~ 16.9%
深静脉血栓 / 栓塞	2.2% ~ 9.2%
气胸	1.1% ~ 24.2%
管道相关感染	4.2% ~ 21.5%
下肢缺血（V-A 模式）	19% ~ 21%
机械系统相关并发症	4.7% ~ 23.5%
氧合器功能障碍	7.1% ~ 21.7%
管道破裂	2.5% ~ 8.1%

下肢缺血是经股动脉 / 股静脉 V-A 模式常见的并发症[5]，可以在 ECMO 运行的任何阶段出现，如插管时、支持期间、拔管时或拔管后。危险因素包括置管管径过大（＞ 20Fr）、女性、年轻患者及原有下肢血管病变等。本例患者属于外科切开置管，所用置管为 17Fr 管道，患者及家属否认既往有下肢

血管病变病史，我们认为下肢缺血发生的原因可能与病情危重，心源性休克时间长、急诊介入治疗时使用较大剂量去甲肾上腺素相关。遗憾的是，本例患者由于病情危急，在 ECMO 置管前并未行血管超声评估下肢血管情况。

持续的长时间下肢缺血可导致腿部不可逆损伤，最严重的病例伴有骨筋膜室综合征（osteofascial compartment syndrome），最终需要筋膜切开术甚至截肢。骨筋膜室综合征是由骨、骨间膜、肌间隔和深筋膜形成的骨筋膜室内肌肉和神经因急性缺血而产生的一系列早期综合征。由于筋膜室内容物增加，压力增高，致使其内容物发生缺血性坏死[6]，多见于肢体骨折，但在下肢血管置管的 V–A 模式患者中亦不少见[7, 8]。

骨筋膜室综合征的诊断主要以临床症状和体征为基础，经典的临床症状为"5F"，即疼痛、苍白、感觉异常、麻痹、无搏动，在意识清醒的患者中，不成比例的疼痛和被动牵张痛被认为是骨筋膜室综合征最初和最敏感的症状，苍白、无搏动、麻痹和感觉异常等属于长时间的局部缺血和随后的重大神经血管损伤后出现的晚期症状。本例患者处于休克状态，已存在肢体末端供血不足情况，且患者在气管插管后持续镇痛镇静状态，因此对骨筋膜室综合征的早期诊断存在相当的困难。

下肢血管置管的 V–A ECMO 患者约 10.3% 因下肢缺血而发展为骨筋膜室综合征并需行切口减压治疗[8]。早期充分切开减压对骨筋膜室综合征的治疗十分重要，并且需要清除坏死肌肉组织、血肿，且切口需保持开放。血运重建治疗可能有害、甚至加重症状，原因在于释放到体循环中的促炎介质和消耗性介质，导致横纹肌溶解、全身炎症状态和多器官功能障碍[9]。对于本例患者，我们在调整 ECMO 行侧支供应左股浅动脉后，左小腿肿胀的情况并未见改善，发生了横纹肌溶解，肌酸激酶甚至达到峰值，高达 43 138U/L。目前对于 V–A 模式的 ECMO 置入患者，如发生严重下肢缺血或骨筋膜室综合征，是否血运重建、何时进行重建，尚未有明确的指南推荐或建议。

总结该例患者的经验教训如下：对于急性心肌梗死合并心源性休克患者，应尽早行 ECMO 辅助循环支持。ECMO 的并发症直接影响疾病的进展、患者的生存及预后，尤其是下肢缺血并发症，其后果可能相当严重，置管时尽可能选用满足流量的较细的管道，尽量保留股动脉侧支循坏，如患者病情严重，无短期内撤除 ECMO 的可能，尽量留置分流管保证下肢远端血供，置管后需结合体征、超声密切监测下肢远端血运情况。

（吴志业）

参考文献

[1] 中国生物医学工程学会体外循环分会 .2019 年中国心外科手术和体外循环数据白皮书 [J]. 中国体外循环杂志，2019，17（5）: 4.

[2]Zangrillo A, Landoni G, Biondi-Zoccai G, et al.A meta-analysis of complications and mortality of extracorporeal membrane oxygenation[J].Crit Care Resusc, 2013, 15(3): 172-178.

[3]Vaquer S, de Haro C, Peruga P, et al.Systematic review and meta-analysis of complications and mortality of veno-venous extracorporeal membrane oxygenation for refractory acute respiratory distress syndrome[J].Ann Intensive Care, 2017, 7(1): 51.

[4]Combes A, Hajage D, Capellier G, et al.Extracorporeal Membrane Oxygenation for Severe Acute Respiratory Distress Syndrome[J].N Engl J Med, 2018, 378(21): 1965-1975.

[5]Pozzi M, Koffel C, Djaref C, et al.High rate of arterial complications in patients supported with extracorporeal life support for drug intoxication-induced refractory cardiogenic shock or cardiac arrest[J].J Thorac Dis, 2017, 9(7): 1988-1996.

[6]Szalay MD, Roberts JB.Compartment syndrome after Bosworth fracture-dislocation of the ankle: a case report[J].J Orthop Trauma, 2001, 15(4): 301-303.

[7]Yeo JH, Sung KH, Chung CY, et al.Acute compartment syndrome after extracorporeal membrane oxygenation[J].J Orthop Sci, 2015, 20(2): 444-448.

[8]Guglin M, Zucker MJ, Bazan VM, et al.Venoarterial ECMO for Adults: JACC

Scientific Expert Panel[J].J Am Coll Cardiol, 2019, 73(6): 698–716.

[9]Kostler W, Strohm PC, Sudkamp NP.Acute compartment syndrome of the limb[J].Injury, 2005, 36(8): 992–998.

急性心肌梗死合并造影剂相关过敏性休克

一、病历摘要

患者男性，53岁，身高160cm，体重55kg，BMI 21.5。主诉"反复胸痛10余年，加重3个月，晕厥1次"于2020年7月3日17:56入院。

现病史： 患者自诉10余年前开始反复出现胸闷、胸痛，多于活动时或夜间睡眠中出现，持续数分钟可缓解，每年发作数次，患者未重视。3个月前自觉发作次数较前频繁，1周可发作数次，性状同前，服用硝酸甘油可缓解。2020年6月26日于外院查心电图见 V_3 ~ V_6 导联ST段压低。今早9:50患者于外院行冠状动脉CT检查，注射造影剂后自觉手臂发热，随后出现口唇及前额麻木、全身乏力、黑矇，随即意识丧失倒地，无四肢抽搐、口吐白沫、大小便失禁等，当时测血压、心率偏低（具体不详），考虑过敏性休克，经"地塞米松、肾上腺素"等抗休克处理后，患者血压、心率恢复，患者清醒后自觉胸闷、胸痛，伴心悸，10:47复查心电图见窦性心动过速，V_1 ~ V_5 导联ST段抬高（病例10图1），床旁肌钙蛋白I 0.5ng/ml，冠状动脉CT成像结果提示：左主干轻度狭窄，前降支近中段轻度狭窄，回旋支近中段重度狭窄、次全闭塞，右冠状动脉全程重度狭窄、次全闭塞，后降支近段重度狭窄。患者为进一步诊治转至我院。

既往史及个人史： 高血压病病史15年，血压最高180/120mmHg，服用氯沙坦氢氯噻嗪片降压，自诉血压控制可。高脂血症病史5年，服用他汀降脂。余无特殊。

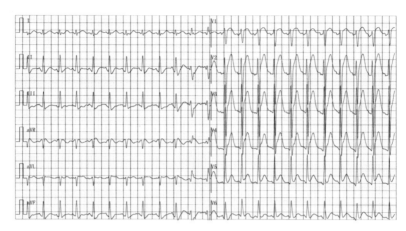

病例10图1　外院心电图

入院前辅助检查：

1. 过敏性休克后外院心电图　提示窦性心动过速，$V_1 \sim V_5$ 导联 ST 段明显抬高。

2. 床旁心脏超声　提示左室壁肥厚，二尖瓣轻中度反流。

3. 抽血化验

血常规：白细胞计数 19.87×10^9/L ↑，中性粒细胞计数 19.09×10^9/L ↑，嗜酸性粒细胞计数 0.02×10^9/L，血红蛋白 135g/L，血小板计数 202×10^9/L。

高敏肌钙蛋白 I 8.983ng/ml ↑，高敏肌钙蛋白 T 3.00 ng/ml ↑。NT–pro BNP 786.1pg/ml ↑。

入院查体： 体温 36.5℃，心率 84 次 / 分，血压 90/59mmHg，呼吸 19 次 / 分。神清，眼睑水肿，球结膜水肿，颈静脉无充盈怒张，双肺呼吸音清，双肺可闻及散在湿啰音。心界不大，心律齐，未闻及杂音，腹软无压痛，双下肢无水肿。

入院诊断：

急性心肌梗死

　　冠状动脉粥样硬化性心脏病

　　心功能 I 级（Killip 分级）

过敏性休克（可能性大）

高血压病 3 级（极高危组）

高脂血症

入院后辅助检查：

1．抽血化验

血常规：白细胞计数 21.75×10^9/L ↑，中性粒细胞计数 20.60×10^9/L ↑，嗜酸性粒细胞计数 0.00×10^9/L，血红蛋白 138g/L，血小板计数 231×10^9/L。

血脂：总胆固醇 3.02mmol/L，甘油三酯 0.68mmol/L，高密度脂蛋白胆固醇 1.03mmol/L，低密度脂蛋白胆固醇 2.02mmol/L。

肾功能：血肌酐 110μmol/L ↑，肾小球滤过率 65.7ml/（min·1.73m²）↓。

高敏肌钙蛋白 I 10.774ng/ml ↑，高敏肌钙蛋白 T 3.170ng/ml ↑。

尿常规、便常规及隐血、肝功能、电解质、凝血功能、免疫球蛋白 IgE、甲状腺功能等结果正常。

2．入院心电图　提示窦性心律，Ⅱ、Ⅲ、aVF 及 $V_3 \sim V_6$ 导联 ST 段压低（病例 10 图 2）。

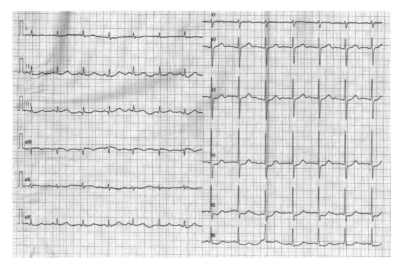

病例10图2　入院心电图

3．床旁胸片　提示主动脉影增宽，弓壁钙化，肺动脉段凹陷，两肺纹理增重、模糊，两肺外野见小叶间隔线，考虑间质性肺水肿，合并肺部感染可能（病例 10 图 3）。

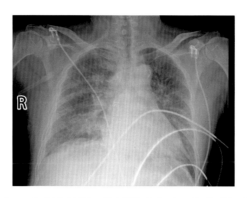

病例10图3　床旁胸片提示间质性肺水肿，合并肺部感染可能

4. 床旁心脏超声　提示左心房扩大（前后径 41mm）左心室下壁、后壁变薄，运动减弱，二尖瓣轻 – 中度反流，左室壁肥厚（室间隔厚度 12mm，后壁厚度 11mm），左心室收缩功能正常，LVEF 55%。

二、诊疗经过

回顾及分析患者入院经过，患者在外院进行冠状动脉 CT 检查时，使用碘普罗胺造影剂，注射造影剂后自觉手臂发热，随后出现口唇及前额麻木、全身乏力、黑矇，外院医护人员诉患者晕厥时心率慢、血压低，颜面部水肿明显，经抗过敏性休克处理后患者血压、心率恢复，清醒后自觉胸闷、胸痛，伴心悸，复查心电图见广泛前壁导联 ST 段抬高，考虑碘造影剂诱发过敏性休克，在原有冠状动脉狭窄基础上合并冠脉痉挛，持续的冠脉痉挛导致了心肌梗死。入院后予阿司匹林＋氯吡格雷双抗血小板、瑞舒伐他汀降脂、硝酸酯类药物扩冠及补液扩容、抗感染、利尿等治疗。入院当天夜间及次日下午，患者均出现呼吸困难、咳嗽、心率快等心力衰竭症状，予镇静、支气管解痉、强心、利尿等对症处理后好转。

患者急性心肌梗死明确，存在冠脉造影及介入治疗指征，但明确对碘造影剂过敏，经与患者及家属充分沟通后，根据专家共识[1] 及相关案例[2] 报道，采用预防过敏用药如下：术前 13 小时、7 小时、1 小时口服泼尼松龙 50mg，术前 1 小时苯海拉明 50mg 静脉推注，术中酌情予甲强龙静脉滴注。造影结果见右冠状动脉近段闭塞，远端见侧支循环，左主干 60% 狭窄，前降支近段弥漫性狭窄 50%，中段 90% 狭窄，远端肌桥，回旋支近段闭塞。术中及术后未见明显过敏样反应。患者冠状动脉病变复杂，随后转外科行冠状动脉旁路移植术（左乳内动脉 - 前降支，静脉桥两条，升主动脉 - 钝缘支及后降支）。术后恢复良好，于 2020 年 8 月 5 日出院。

出院诊断：

急性心肌梗死

　　冠状动脉粥样硬化性心脏病

　　　心功能Ⅲ级（Killip 分级）

过敏性休克

高血压病 3 级（极高危组）

高脂血症

三、病例讨论

碘造影剂是目前临床介入放射学操作中广泛使用的诊断用药之一。依照不同性质，碘造影剂可以分为单体和二聚体造影剂；离子型和非离子型造影剂；高渗、次高渗和等渗造影剂。次高渗造影剂是相对于高渗造影剂而言的，等渗造影剂是相对于血浆渗透压而言的，而次高渗造影剂的渗透压仍高于血浆渗透压约 2 倍（病例 10 表 1）。随着产品更新迭代，非离子型碘造影剂因其低渗透压、电化学毒性低等优点，已成为介入放射领域不可缺少的药物之一。

病例10表1　国内目前的常用含碘对比剂明细

结构与分类	通用名	商品名	浓度（mg/ml）	渗透压［mOsm/（kg·H$_2$O）］	黏度［（mPa·s）/37℃］
第二代次高渗非离子型单体	碘普罗胺	优维显	300/370	590/774	4.7/10.0

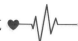

续表

结构与分类	通用名	商品名	浓度（mg/ml）	渗透压［mOsm/（kg·H₂O）］	黏度［（mPa·s）/37℃］
	碘海醇	欧乃派克	300/350	672/844	6.3/10.4
	碘帕醇	典比乐	300/370	616/796	4.7/9.4
	碘佛醇	安射力	320/350	702/792	5.8/9.0
次高渗离子型二聚体	碘克酸	海赛显	320	600	7.5
第三代等渗非离子型二聚体	碘克沙醇	威视派克	320	290	11.8

目前我国专家共识及指南 [1, 3] 均不推荐使用碘造影剂前进行过敏试验，因为过敏试验没有预测过敏样不良反应发生的价值：过敏试验结果呈阴性的患者也可能发生过敏样反应甚至严重过敏样反应，相反呈阳性的患者也不一定会发生过敏样反应，甚至行过敏试验本身也可以导致严重的不良反应发生。

过敏样反应是碘造影剂使用后常见不良反应，离子型碘造影剂的发生率（0.16% ~ 12.66%）较非离子型的（0.03% ~ 3%）明显增多[4]。最常见的过敏样反应为皮肤反应，可急性发作（注射后 20 分钟内）或迟发性发作（注射后 3 小时至 2 天），主要表现为局限性荨麻疹、瘙痒，但严重者可出现弥漫性颜面水肿、支气管痉挛、过敏性休克。常见发生过敏样反应的风险因素见病例 10 表 2[4]。

病例10表2 常见发生过敏样反应的风险因素

反复使用碘造影剂

使用低渗碘造影剂（离子型和二聚体型）

急性或慢性肾功能不全（血肌酐＞176.8μmol/L）

续表

其他涉及肾血管病的疾病或情形，如糖尿病、骨髓瘤、脱水

心肺疾病

过去发生药物过敏样反应

过去发生碘造影剂相关不良反应

过敏性体质

女性

当前使用 IL-2 药物

当前使用 ACE 抑制剂、β 受体阻滞剂或质子泵抑制剂

本例患者所使用的碘造影剂为碘普罗胺，属于第二代次高渗非离子型单体结构，在静脉注射后不久就出现皮肤过敏、血压降低、心率慢继而出现过敏性休克，属于较典型的碘造影剂过敏样反应。碘造影剂过敏样反应的机制仍未完全明确，可能涉及碘造影剂渗透压相关的直接膜效应、补体系统激活、缓激肽释放等[5-7]。特异性 IgE 介导的免疫机制也可能与此相关[8]。值得注意的是，本例患者在发生过敏性休克，抢救清醒后发作胸闷、胸痛，心电图见 $V_1 \sim V_5$ 导联 ST 段抬高（病例 10 图 1），随后复查心电图见 ST 段回落（病例 10 图 2），我们认为这是在原有冠状动脉狭窄基础上，过敏诱发的冠脉痉挛所致，为过敏性心绞痛综合征，即 Kounis 综合征[9]。

本例患者另一个特殊情况是，尽管在冠状动脉 CT 成像检查时出现过敏性休克，但由于后续存在明确冠状动脉造影指征，需要再次使用碘造影剂，如何有效预防不良反应的再次发生是个挑战。H_1 抗组胺药和激素联合应用，能有效降低风险[10]。当前我国专家共识中推荐的预防用药方案分两种[11]（病例 10 表 3）。

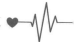

病例10表3 我国专家共识推荐的预防用药方案

	具体措施
择期术前给药方案	方案一：使用碘造影剂前 13 小时、7 小时、1 小时口服泼尼松龙 50mg，并在使用前 1 小时静脉推注、肌内注射或口服苯海拉明 50mg
	方案二：使用碘造影剂前 12 小时和 2 小时口服甲泼尼龙 32mg，也可合并使用一种抗组胺药
	方案三：如果患者不能口服药物，可静脉推注氢化可的松 200mg
紧急术前给药方案	方案一：静脉推注甲泼尼龙 80 ~ 125mg 或氢化可的松 100mg，同时口服或静脉给予苯海拉明，可能的话同时注射西咪替丁
	方案二：即刻静脉推注 1 次甲泼尼龙 40mg 或氢化可的松 200mg，并每 4 小时追加 1 次直至使用碘造影剂，而且在使用碘造影剂前 1 小时静脉推注苯海拉明 50mg

然而即使使用了以上预防用药方案，过敏样反应或其他不良反应仍有可能发生。有系统性回顾研究显示[10]，口服甲基泼尼松龙 32mg×2 次或静脉注射泼尼松龙 250mg 仍有约 0.4% 患者出现喉头水肿，更有约 0.2% 患者出现休克、支气管痉挛和喉痉挛等复合情况。因此医护人员仍必须提高警惕，做好准备，及时处理不良反应。

（梁美玲）

参考文献

[1] 陈韵岱，陈纪言，傅国胜，等.碘对比剂血管造影应用相关不良反应中国专家共识 [J]. 中国介入心脏病学杂志，2014，22（06）：341-348.

[2]Khan S, Kamani A, Strauss BH, et al.Successful Coronary Angiography Following Rapid Intravenous Desensitization for Refractory Contrast Allergy[J].Can J Cardiol, 2020, 36(7): 1161.

[3]中华医学会放射学分会对比剂安全使用工作组.碘对比剂使用指南（第2版）[J].中华医学杂志，2014，94（43）：3363-3369.

[4]Rosado IA, Dona DI, Cabanas MR, et al.Clinical Practice Guidelines for Diagnosis and Management of Hypersensitivity Reactions to Contrast Media[J].J Investig Allergol Clin Immunol, 2016, 26(3): 144-155, 2-155.

[5]Brockow K, Ring J.Anaphylaxis to radiographic contrast media[J].Curr Opin Allergy Clin Immunol, 2011, 11(4): 326-331.

[6]Szebeni J.Hypersensitivity reactions to radiocontrast media: the role of complement activation[J].Curr Allergy Asthma Rep, 2004, 4(1): 25-30.

[7]Ring J, Arroyave CM, Frizler MJ, et al.In vitro histamine and serotonin release by radiographic contrast media(RCM).Complement-dependent and-independent release reaction and changes in ultrastructure of human blood cells[J].Clin Exp Immunol, 1978, 32(1): 105-118.

[8]Salas M, Gomez F, Fernandez TD, et al.Diagnosis of immediate hypersensitivity reactions to radiocontrast media[J].Allergy, 2013, 68(9): 1203-1206.

[9]Soufras GD, Ginopoulos PV, Papadaki PJ, et al.Penicillin allergy in cancer patients manifesting as Kounis syndrome[J].Heart Vessels, 2005, 20(4): 159-163.

[10]Tramer MR, von Elm E, Loubeyre P, et al.Pharmacological prevention of serious anaphylactic reactions due to iodinated contrast media: systematic review[J].BMJ, 2006, 333(7570): 675.

急性心肌梗死合并左心室附壁血栓

一、病历摘要

患者男性，62岁，身高157cm，体重65kg，BMI 26.4。主诉"胸闷、气促1个月"于2020年7月1日16：26入院。

现病史：患者1个月前活动时出现胸闷、气促，放射至左肩及后背，伴出汗，休息后约10分钟好转，症状反复，2020年6月24日于外院就诊，心电图（病例11图1）提示$V_1 \sim V_3$导联QS波形，查肌钙蛋白I 0.121ng/ml，诊断冠心病，行冠脉造影术：左主干＋三支病变，左主干末端狭窄70%，并见瘤样扩张，从瘤体发出主支，前降支近端完全闭塞，回旋支近端狭窄60%，右冠中远段狭窄70%，未进一步介入处理。1周前因反复发作气促、夜间不能平卧至我院急诊并收入院。

既往史及个人史：有高脂血症病史，未规律服药；否认高血压病、糖尿病史。有长期大量吸烟史，20支/天，30余年。余无特殊。

入院前辅助检查：

1. 外院心电图　提示窦性心律，心率86次/分，$V_1 \sim V_3$导联呈QS波形，下壁、前壁导联T波低平或倒置（病例11图1）。

2. 我院急诊心电图　提示窦性心律，心率84次/分，V_1、V_2导联QS波形，下壁、前壁导联T波低平或倒置（病例11图2）。

3. 我院急诊心脏超声　提示左室腔扩大（50mm），左室前壁、室间隔心尖段及部分中段、下壁变薄，左室心尖部可见一个低回声团（病例11图3），大小约30mm×25mm，考虑血栓可能，左室整体收缩功能减低，LVEF 46%。

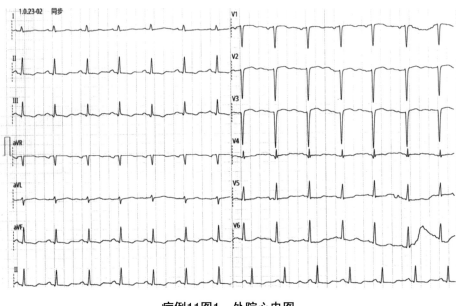

病例11图1 外院心电图

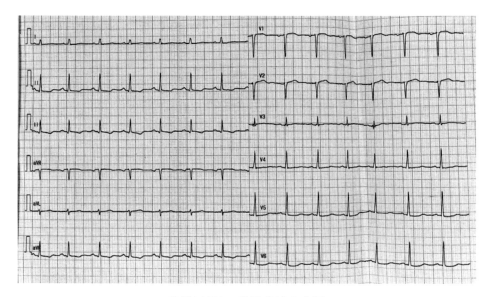

病例11图2 我院急诊心电图

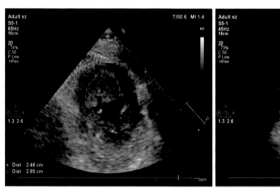
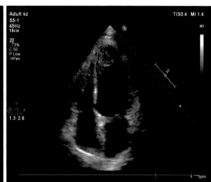

病例11图3　超声提示左室心尖血栓形成

入院查体：体温 36.3 ℃，脉搏 78 次 / 分，呼吸 20 次 / 分，血压 100/69mmHg。双肺呼吸音粗，双肺底可闻及少量湿啰音。心律齐，心界不大，心率 75 次 / 分，律齐，各瓣膜听诊区未闻及病理性杂音。腹软无压痛，肝脾肋下未及，肝颈静脉回流征阴性。双下肢无水肿。

入院诊断：

急性前壁心肌梗死

　　冠状动脉粥样硬化性心脏病

　　左室心尖血栓

　　心功能Ⅱ级（Killip 分级）

入院后辅助检查：

1．抽血化验

血常规：白细胞计数 6.13×10^9/L，中性粒细胞百分比 50.6%，血红蛋白 132g/L，血小板计数 195×10^9/L。

肾功能：肌酐 109μmol/L ↑，尿酸 340μmol/L，尿素氮 4.90mmol/L。

血脂：总胆固醇 4.5mmol/L ↑，甘油三酯 1.56mmol/L，高密度脂蛋白胆固醇 1.12mmol/L，低密度脂蛋白胆固醇 3.0mmol/L ↑。

超敏 C 反应蛋白 19.87mg/L ↑。血沉 31mm/h ↑。NT-pro BNP 15 249pg/ml ↑。高敏肌钙蛋白 I 0.162ng/ml ↑，高敏肌钙蛋白 T 0.125ng/ml ↑。D 二聚体 1.39mg/L ↑。

二便常规、肝功能、电解质、凝血功能、空腹血糖、糖化血红蛋白、降钙素原、甲功、类风湿因子、抗"O"等结果正常。

2. 左心室声学造影　见左室心尖处探及充盈缺损，大小约30mm×23mm，固定，左室舒张末容积128ml，收缩末容积72ml，LVEF 43%（病例11图4）。

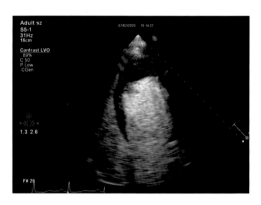

病例11图4　声学造影证实心尖血栓形成

3. 外周血管超声　双侧颈动脉斑块形成，右侧颈外动脉轻度狭窄。双侧下肢动脉粥样硬化斑块。双上肢动脉未见明显异常。双侧下肢静脉、上肢静脉未见明显异常。

4. 胸片　无明显异常（病例11图5）。

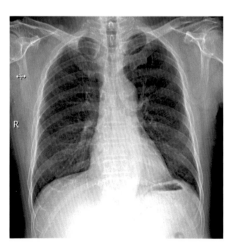

病例11图5　胸片

5. 冠状动脉 CT 成像　见冠脉分布右优势型，左主干狭窄约 70%，左前降支狭窄约 70% ~ 90%，右冠狭窄 50% ~ 60%，钝缘支狭窄约 30%，左冠主干分叉处动脉瘤形成。

6. 心脏平扫＋增强 MRI　符合缺血性心肌病，左室陈旧心肌梗死（以心内膜下心肌梗死为主），心尖部室壁瘤形成趋势，局部血栓形成（部分机化粘连），左心功能减低，射血分数 37%。

二、诊疗经过

该患者急性心肌梗死合并左室血栓形成，我们在评估患者的出血风险和缺血风险后，在降脂、控制心率、改善预后、抗心力衰竭等治疗基础上，入院第 1 周采用阿司匹林（100mg 1 次 / 日）＋替格瑞洛（90mg 2 次 / 日）联合低分子肝素 0.4ml 1 次 /12 小时三联抗栓（7 天），随后调整为替格瑞洛（90mg 2 次 / 日）联合低分子肝素 0.4ml 1 次 /12 小时双联抗栓（5 天），由于需要行冠状动脉旁路移植术，在术前停用替格瑞洛，接着使用单一低分子肝素抗凝 5 天。术后继续给予氯吡格雷 75mg 1 次 / 日＋利伐沙班 15mg 1 次 / 日抗栓治疗，患者病情好转于 2020 年 8 月 11 日出院。

出院诊断：

急性前壁心肌梗死

　冠状动脉粥样硬化性心脏病

　左室心尖血栓

　心功能Ⅱ级（Killip 分级）

随访：出院后 4 个月，患者至我院复查心脏超声提示各房室腔不大，符合陈旧性前壁心肌梗死表现，未见室腔内附壁血栓，二尖瓣轻度反流，左心室收缩功能轻度下降，LVEF 49%（病例 11 图 6）。予停用氯吡格雷，改为单用利伐沙班 15mg 1 次 / 日。

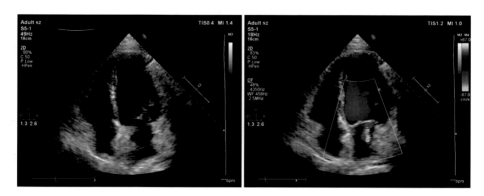

病例11图6　复查心脏超声未见心室内血栓

三、病例讨论

随着早期再灌注和抗栓治疗的进步，急性心肌梗死后左心室血栓的发生率已经显著下降。尽管如此，左心室血栓仍是急性心肌梗死的重要并发症。在溶栓前时代，急性前壁心肌梗死后左心室血栓的发生率高达60%。虽然溶栓治疗减少了左心室血栓的发生，但其发生率仍高达40%，尤其是大面积心肌梗死患者[1]，在经皮冠状动脉介入术（PCI）时代其发生率仍高达15%[2, 3]。梗死部位（广泛前壁或前壁梗死）及左心室射血分数（＜40%）被认为是发生左心室血栓的独立危险因素[4, 5]。

与所有血栓形成一样，Virchow三联征（高凝、内皮损伤和血瘀）在左心室血栓形成中发挥重要作用：心肌组织坏死导致左心室运动障碍或运动不全，形成腔内血瘀，以及梗死后组织损伤导致炎症和胶原蛋白暴露，引起持续的高凝状态，最终引起左心室血栓。心尖是左心室血栓最常见的部位，当然室间隔、下后壁等位置也有血栓形成的报道，只不过发生率相对较低。

经胸超声心动图仍然是最常用和方便的无创诊断方法，能够评估血栓的存在、大小和形状。尽管心脏磁共振检查有着更高的灵敏度（82%～88%）和特异性（99%～100%）[6]，但应用受到设备和成本方面的限制。经食道超声心动图诊断左心室血栓的价值是有限的，由于患者的左心室心尖部通常会缩短，特别是在左心室扩张、心尖部运动障碍的患者中，从经食道或经胃的切面可能很难发现血栓。

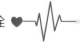

　　本例患者为前壁心肌梗死后发生左心室血栓，其诊断和后续药物、手术治疗相对较简单，但对于该类患者如何抗凝、选择何种抗凝药物、疗程多长，这是本病例带给我们的问题，而这些问题在当前仍然存在争议的。首先，当前指南已不推荐预防性抗凝治疗，确诊为左心室血栓的患者，应立即开始抗凝治疗[7-9]（病例 11 表 1），这不存在争议。

病例11表1　左心室血栓治疗指南

指南	建议	INR 目标	疗程（月）	建议等级	证据水平
2013 年 ACCF/AHA 急性 ST 段抬高型心肌梗死指南	急性 ST 段抬高型心肌梗死和无症状左室血栓患者，采用维生素 K 拮抗药抗凝治疗是合理的	联合双联抗血小板治疗时 INR 维持在 2.0 ~ 2.5	3	Ⅱa	C
2014 年 AHA/ASA 卒中预防指南	缺血性卒中或 TIA 患者，出现急性心肌梗死伴左室血栓，建议维生素 K 拮抗药抗凝治疗	2.5（2.0 ~ 3.0）	3	Ⅰ	C
2017 年 ESC 急性 ST 段抬高型心肌梗死指南	考虑口服抗凝治疗，并考虑出血风险和抗血小板治疗，定期心脏超声检查	未提供	6	Ⅱa	C

　　其次，新型口服抗凝药能否使用，是存在争议的。尽管华法林仍是抗凝治疗的传统药物，但需要频繁监测 INR，抗凝效果容易受到药物或食物的干扰，且在双联抗血小板治疗基础上使用华法林会显著增加出血风险[10]。越来越多临床研究结果证实新型口服抗凝药治疗左心室血栓效果不逊于华法林[11]，且相较于华法林，使用新型口服抗凝药的出血风险较低。

　　最后，是在双联抗血小板还是单药抗血小板的基础上，加用抗凝治疗，同样存在争议。借鉴合并心房颤动的经验来看，在 2017 年 ESC 指南[9]中认为，如果患者缺血风险高可以在双联抗血小板＋抗凝 1 ~ 6 个月后改为阿司匹林或氯吡格雷＋抗凝，如果出血风险高则直接氯吡格雷＋抗凝。RE-DUAL研究[12]提示应用达比加群联合单一抗血小板药（P2Y12 抑制剂）预防血栓栓

131

塞事件（心肌梗死、卒中和体循环栓塞）效果不劣于华法林联合双联抗血小板，严重出血事件和有意义的非主要出血事件发生率差异也无统计学意义。近期的 AUGUSTUS 研究则认为，相比于三联方案或其他二联方案，氯吡格雷＋阿哌沙班是最佳的选择，出血事件明显减少，缺血事件并没有增加[13]。

总结本病例，对于急性 ST 段抬高型心肌梗死患者，尤其是广泛前壁或前壁心肌梗死的患者，在发病后 2 周内应严密监测心脏超声，及时发现左室血栓并尽早治疗。对于急性心肌梗死合并存在抗凝治疗指征的患者，在抗栓治疗前应充分评估缺血和出血的风险，三联治疗（双联抗血小板＋抗凝）的时间尽可能地缩短，应考虑用新型口服抗凝药替代华法林，应考虑氯吡格雷＋新型口服抗凝药的双联治疗。

（陈绮映）

参考文献

[1]Camaj A, Fuster V, Giustino G, et al.Left Ventricular Thrombus Following Acute Myocardial Infarction: JACC State-of-the-Art Review[J].J Am Coll Cardiol, 2022, 79(10): 1010-1022.

[2]Solheim S, Seljeflot I, Lunde K, et al.Frequency of left ventricular thrombus in patients with anterior wall acute myocardial infarction treated with percutaneous coronary intervention and dual antiplatelet therapy[J].Am J Cardiol, 2010, 106(9): 1197-1200.

[3]Delewi R, Nijveldt R, Hirsch A, et al.Left ventricular thrombus formation after acute myocardial infarction as assessed by cardiovascular magnetic resonance imaging[J].Eur J Radiol, 2012, 81(12): 3900-3904.

[4] 张耘博，赵汉军，盛兆雪，等 . 急性 ST 段抬高型心肌梗死左心室附壁血栓发生率及其危险因素调查 [J]. 中国介入心脏病学杂志，2020，28（1）: 5.

[5]Jiang, YX, Jing LD, Jia YH.Clinical Characteristics and Risk Factors of Left Ventricular Thrombus after Acute Myocardial Infarction：A Matched Case-control Study[J].Chin Med J (Engl), 2015, 128(18)：2415-2419.

[6]Srichai MB, Junor C, Rodriguez LL, et al.Clinical, imaging, and pathological characteristics of left ventricular thrombus：a comparison of contrast-enhanced magnetic resonance imaging, transthoracic echocardiography, and transesophageal echocardiography with surgical or pathological validation[J].Am Heart J, 2006, 152(1)：75-84.

[7]O'Gara PT, Kushner FG, Ascheim DD, et al.2013 ACCF/AHA Guideline for the Management of ST-Elevation Myocardial Infarction：a report of the American College of Cardiology Foundation/American Heart Association task force on practice guidelines[J].Circulation, 2013, 127(4)：362-425.

[8]Kernan WN, Ovbiagele B, Black HR, et al.American Heart Association Stroke Council, Council on Cardiovascular and Stroke Nursing, Council on Clinical Cardiology, and Council on Peripheral Vascular Disease.Guidelines for the prevention of stroke in patients with stroke and transient ischemic attack：a guideline for healthcare professionals from the American Heart Association/American Stroke Association[J].Stroke, 2014, 45(7)：2160-2236.

[9]Ibanez B, James S, Agewall S, et al.ESC Scientific Document Group.2017 ESC Guidelines for the management of acute myocardial infarction in patients presenting with ST-segment elevation：the task force for the management of acute myocardial infarction in patients presenting with ST-segment elevation of the European Society of Cardiology(ESC)[J].Eur Heart J, 2018, 39(2)：119-177.

[10]Nikolsky E, Mehran R, Danga GD, et al.Outcomes of patients treated with triple antithrombotic therapy after primary percutaneous coronary intervention for ST-elevation myocardial infarction(from the Harmonizing Outcomes With Revascularization and Stents in Acute Myocardial Infarction [HORIZONS-AMI] trial) [J].Am J Cardiol, 2012, 109(6)：831-838.

[11]Jones DA, Wright P, Alizadeh MA, et al.The use of novel oral anticoagulants compared to vitamin K antagonists(warfarin)in patients with left ventricular thrombus after acute myocardial infarction[J].Eur Heart J Cardiovasc Pharmacother, 2021, 7(5)：398-404.

[12]Cannon CP, Bhatt DL, Oldgren J, et al.Dual antithrombotic therapy with dabigatran after PCI in atrial fibrillation[J].N Engl J Med, 2017, 377(16)：1513-1524.

[13]Windecker S, Lopes RD, Massaro T, et al.Antithrombotic Therapy in Patients With Atrial Fibrillation and Acute Coronary Syndrome Treated Medically or With Percutaneous Coronary Intervention or Undergoing Elective Percutaneous Coronary Intervention：Insights From the AUGUSTUS Trial[J].Circulation, 2019, 140(23)：1921-1932.

冠状动脉起源异常并继发急性心肌梗死

一、病历摘要

患者男性，14岁，身高167cm，体重48kg，BMI 17.2。主诉"反复黑矇2年，再发8小时，突发气促2小时"于2022年4月17日6：56入院。

现病史： 患者自2020年开始，在中等程度运动时出现一过性黑矇，伴头晕，持续约1分钟后好转，无其他明显伴随症状，患者未进一步检查或诊治。2022年4月16日22：00打篮球时出现黑矇、头晕，持续数分钟后好转，无摔伤、头痛、言语不清、肢体偏瘫、吞咽困难、四肢抽搐、恶心、呕吐等不适，至社区门诊就诊（具体诊断不详），之后转诊至区人民医院，查心电图（病例12图1）见窦性心动过速，完全性左束支传导阻滞，期间患者解大便后出现气促，并逐渐加重，不能平卧，查动脉血气提示酸碱度7.21↓，二氧化碳分压41mmHg，氧分压43mmHg↓，碳酸氢根15.9mmol/L↓，碱剩余−11.7mmol/L↓。高敏肌钙蛋白T 0.041ng/ml↑，NT-pro BNP 47.35pg/ml。遂联系转我院并收入。

既往史及个人史： 无特殊。

入院前辅助检查：

1. 外院心电图 提示窦性心动过速，完全性左束支传导阻滞（病例12图1）。

2. 外院影像学结果 心脏超声提示三尖瓣轻度反流，左室收缩功能未见明显异常，可疑肺动脉高压，心包未见积液。胸部CT平扫提示双肺内弥漫行渗出病变，考虑肺水肿可能。颅脑CT平扫未见明显异常。

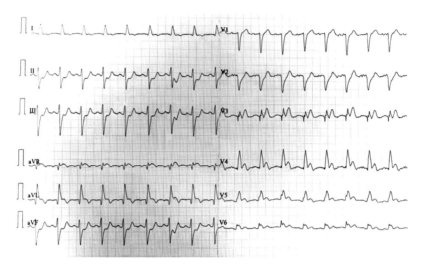

病例12图1　外院心电图

3. 我院急诊心电图　提示窦性心动过速，Ⅰ、aVL 导联、V_1 ~ V_5 导联 Q 波形成，ST 段抬高伴 T 波倒置，Ⅱ、Ⅲ、aVF 及 V_{3R} ~ V_{5R} 导联 ST 段压低（病例 12 图 2）。

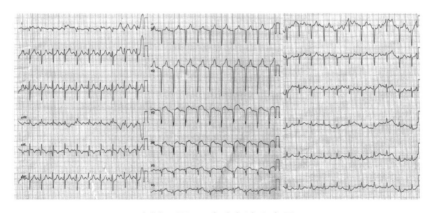

病例12图2　我院急诊心电图

4. 检查化验结果

血常规：白细胞计数 24.95 × 10^9/L ↑，中性粒细胞百分比 87.3% ↑，血红蛋白 188g/L，血小板计数 253 × 10^9/L。

高敏肌钙蛋白 Ⅰ 223.97ng/ml ↑，高敏肌钙蛋白 T 19.04ng/ml ↑。NT-pro

BNP 179.3pg/ml。D 二聚体 1.65mg/L↑。

5. 床旁心脏超声　提示各房室腔内径正常范围，心肌回声未见异常，未见室壁瘤及附壁血栓回声，心包腔内未见液性暗区，各瓣膜结构及活动未见明显异常。多普勒检查见三尖瓣轻度反流，估测肺动脉收缩压 34mmHg，左室前壁、室间隔、侧壁心尖段及部分中段运动减弱，余室壁运动未见异常，LVEF 50%。

6. 冠状动脉 CT 成像（病例 12 图 3）　见冠状动脉起源异常，左主干起自右冠窦，管腔极细，重度狭窄，冠状动脉分布呈右优势型，余所显示冠状动脉节段未见明显异常。

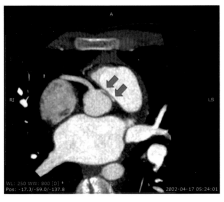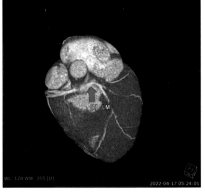

病例12图3　冠状动脉CT成像提示冠状动脉起源异常

入院查体：体温 36.5℃，脉搏 108 次 / 分，血压 92/48mmHg，呼吸 19 次 / 分。神志清楚，颈静脉无怒张。双肺呼吸音清，双下肺闻及湿啰音。心界不大，心律齐，心动过速，心率 108 次 / 分，余未闻及杂音。腹软无压痛。双下肢无水肿。

入院诊断：

急性广泛前壁心肌梗死

　　冠状动脉性心脏病

　　先天性冠状动脉畸形

　　心功能Ⅲ级（Killip 分级）

入院后辅助检查：

1. 抽血化验

血常规：白细胞计数 25.05×10^9/L↑，中性粒细胞百分比 91%↑，血红蛋白 176g/L，血小板计数 290×10^9/L。

肾功能：肌酐 87μmol/L，尿素氮 7.97mmol/L，尿酸 595μmol/L↑，肾小球滤过率 114.7ml/min。

肝功能：谷丙转氨酶 175U/L↑，谷草转氨酶 946U/L↑，碱性磷酸酶 344U/L↑，总胆红素 21.1μmol/L↑，直接胆红素 7.9μmol/L↑，间接胆红素 13.2μmol/L，总蛋白 67.6g/L，白蛋白 41.7g/L。

高敏肌钙蛋白 I 212.26ng/ml↑。高敏肌钙蛋白 T 17.02ng/ml↑。NT-pro BNP 1070.6pg/ml↑。糖化血红蛋白 5.27%。D 二聚体 1.72mg/L↑。

二便常规、超敏 C 反应蛋白、肝功能、电解质、降钙素原、凝血功能、糖化血红蛋白、甲状腺功能等无明显异常。

2. 入院心电图　大致同前，ST 段较前回落（病例 12 图 4）。

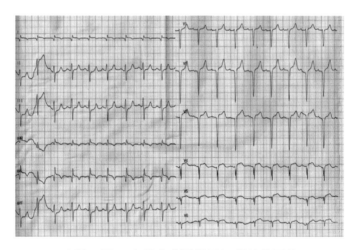

病例12图4　入院心电图提示ST段较前回落

3. 床旁胸片　提示心影不大，主动脉影不宽，肺动脉段平直。双肺纹理增重、模糊，双肺上野、右肺中野见条片影及絮状影，双侧肋膈角清晰（病例 12 图 5）。

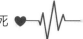

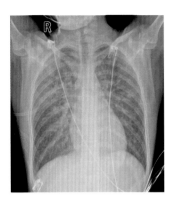

病例12图5　胸片

4．心脏超声　大致同前，估测肺动脉收缩压较前下降，约 39mmHg，LVEF 下降，约 43%。

二、诊疗经过

根据冠状动脉 CT 成像，冠状动脉左主干起源畸形，起源于右冠窦，沿着主、肺动脉根部之间走行，管腔极细（最细处管径不足 1mm），非冠状动脉粥样硬化所致的心肌梗死，因此治疗上予抗凝、控制心室率、利尿及支持对症处理为主，患者病情逐渐平稳，相关指标变化趋势如下（病例 12 图 6）。外科会诊后认为手术指征明确，可行冠状动脉去顶术治疗，但患者家属由于经济原因，暂未同意手术治疗，于 2022 年 5 月 11 日出院。

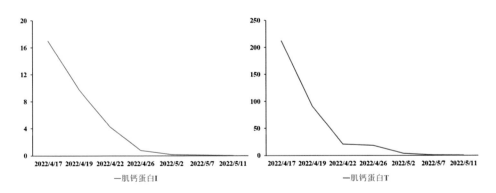

病例12图6　肌钙蛋白变化趋势

出院诊断：

急性广泛前壁心肌梗死

冠状动脉性心脏病

先天性冠状动脉畸形

心功能Ⅲ级（Killip 分级）

三、病例讨论

冠状动脉起源异常（anomalous origin of coronary artery）属于先天性冠状动脉异常的一种，分为冠状动脉异常主动脉起源（anomalous aortic origin of a coronary artery，AAOCA）、冠状动脉异常起源于肺动脉（anomalous origin of the coronary artery from the pulmonary artery，ACAPA）[1]（病例 12 表 1）。AAOCA 在人群中较为罕见，国外文献报道称发病率在 0.1% 左右[1]，我国专家共识指出冠状动脉造影的检出率为 0.44%，尸检发现约 0.17%[2]。AAOCA 中，来自对侧冠状动脉窦的异常起源较为常见，左冠状动脉起源于右冠窦与右冠状动脉起源于左冠窦的发病率之比约为 1：6[2]，但来自无冠窦的起源则极为罕见。本例患者即为左冠状动脉异常起源于右冠窦。

病例12表1　冠状动脉起源异常的分类

类型	亚型
冠状动脉异常主动脉起源	左冠状动脉起源于右冠窦
	右冠状动脉起源于左冠窦
	左冠状动脉前降支起源于右冠窦
	左冠状动脉前降支起源于右冠状动脉
	左冠状动脉回旋支起源于右冠窦
	左冠状动脉回旋支起源于右冠状动脉
	单支冠状动脉
冠状动脉异常起源于肺动脉	左冠状动脉起源于肺动脉
	右冠状动脉起源于肺动脉
	左冠状动脉回旋支起源于肺动脉
	左右冠状动脉均起源于肺动脉

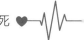

　　AAOCA 与心源性猝死风险增加相关，被认为是运动员猝死的主要原因之一 [3]，其中左冠状动脉异常起源于右冠窦最常见。患者可以长期无症状，多达 38% ~ 66% 的 AAOCA 患者在猝死前从未出现过相关症状 [4]，或仅在劳累、剧烈运动后出现胸痛、晕厥等冠状动脉缺血表现。对于有冠状动脉缺血样症状的年轻人，应当怀疑冠状动脉起源异常的存在，但临床上更多的患者是在缺血性心脏病的检查中偶然发现。各种诊断技术可用于检查冠状动脉解剖和评估是否存在高风险特征。冠状动脉 CT 成像由于能够提供冠状动脉、周围心脏和非心脏结构及其相对三维关系的可视化信息，目前被认为是检测的金标准。经皮冠状动脉造影检查由于其侵入性、空间分辨率相对较低、难以提供相对三维信息等不足，并且可能存在一定的失败率和漏诊率，逐渐被冠状动脉 CT 成像检查（CCTA）所取代。心脏磁共振检查则可作为冠状动脉 CT 成像检查以外的一种替代选择。本例患者年仅 14 岁，既往即存在运动时黑矇的表现，结合此次入院时的心电图结果，我们立即完善冠状动脉 CT 成像检查，及时发现其冠状动脉起源于右冠状动脉窦。

　　从冠状动脉 CT 成像结果看，本例患者冠状动脉左主干自右冠窦发出后，沿着主、肺动脉根部之间走行，这被认为是 AAOCA 导致心肌缺血甚至于猝死的解剖基础，其他高危特征包括冠状动脉开口呈裂隙状、冠状动脉开口与主动脉呈锐角或切线位、冠状动脉走行于升主动脉壁内 [5–6]。目前指南推荐 [7] 对于具有典型心肌缺血症状的 AAOCA 患者，如果有证据表明在匹配区域或高危解剖中存在应激性心肌缺血，建议手术治疗。手术的方式取决于冠状动脉形态和开口位置，绝大多数情况不需要进行冠状动脉旁路移植，通常手术方式 [2] 分为：①冠状动脉去顶术：适用于 AAOCA 壁内走行于窦管交界以上或附件时，手术主要将壁内走行的主干从主动脉内剪开；②冠状动脉开孔术：适用于 AAOCA 壁内行走且位置较低，且冠状动脉壁内段位于窦管交界以下，手术主要在主动脉窦内侧和冠状动脉管腔间开孔，保证冠状动脉前向血流，同时避免损伤主动脉瓣；③肺动脉干移位：适用于 AAOCA 冠状动脉走行于主动脉和肺动脉之间的类型，将肺动脉干切断，吻合至左肺动脉远端，可使肺动脉干移向左侧，确保肺动脉干与升主动脉间产生足够的距离，该方法可作为无壁内走行的 AAOCA 的治疗术式，也可以作为去顶术和开孔术的补充。

（黄维超）

参考文献

[1]Gentile F, Castiglione V, De Caterina R.Coronary Artery Anomalies[J]. Circulation, 2021, 144(12): 983–996.

[2] 安琪，李守军 . 先天性心脏病外科治疗中国专家共识（十二）：先天性冠状动脉异常 [J]. 中国胸心血管外科临床杂志，2020，27（12）：1375–1381.

[3]Maron BJ, Doerer JJ, Haas TS, et al.Sudden deaths in young competitive athletes: analysis of 1866 deaths in the United States, 1980–2006[J]. Circulation, 2009, 119(8): 1085–1092.

[4]Cheezum MK, Liberthson RR, Shah NR, et al.Anomalous aortic origin of a coronary artery from the inappropriate sinus of valsalva[J].J Am Coll Cardiol, 2017, 69(12): 1592–1608.

[5]Krasuski RA, Magyar D, Hart S, et al.Long–term outcome and impact of surgery on adults with coronary arteries originating from the opposite coronary cusp[J]. Circulation, 2011, 123(2): 154–162.

[6]Zwadlo C, Meyer GP, Schieffer B, et al.Anomalous intramural course of coronary arteries in congenital heart disease––three case reports and review of the literature[J].Congenit Heart Dis, 2012, 7(2): 139–144.

[7]Baumgartner H, De Backer J, Babu–Narayan SV, et al.2020 ESC Guidelines for the management of adult congenital heart disease[J].Eur Heart J, 2021, 42(6): 563–645.

冠心病合并系统性红斑狼疮反复冠状动脉狭窄、支架内再狭窄

一、病历摘要

患者男性，76 岁，身高 177cm，体重 82kg，BMI 26.2。主诉"反复胸闷胸痛 6 年，再发并加重 3 天"于 2021 年 1 月 23 日 9：43 入院。

现病史：患者自 2015 年开始反复出现活动时胸闷、胸痛，持续 10 分钟左右可自行缓解，但症状进行性加重，患者未进一步诊治。2018 年 7 月患者再发胸痛，较前加重，持续半小时以上，于外院明确诊断"急性心肌梗死"，行介入治疗，前降支、回旋支各植入支架 1 枚，因服用替格瑞洛后出现"皮疹"，改为阿司匹林 100mg 1 次 / 日＋氯吡格雷 75mg 1 次 / 日双联抗血小板治疗，术后上述症状未再发作。

2020 年 5 月患者再发活动相关胸痛，外院复查冠状动脉造影提示：左主干末端狭窄 30%，前降支开口、近段狭窄 80%，原支架内轻度狭窄；回旋支开口至原支架近段狭窄 80%；右冠远段狭窄 70%。于左主干 – 前降支近段植入 Resolute 3.5mm×15mm 支架 1 枚，回旋支予药物球囊扩张处理。术后规律阿司匹林 100mg 1 次 / 日＋氯吡格雷 75mg 1 次 / 日等二级预防药物，但仍有反复胸闷、胸痛发作。

2020 年 7 月患者因胸闷、胸痛至我院住院诊治，冠状动脉造影提示：左主干至左前降支近段原支架未见狭窄，远段管腔弥漫狭窄 70% ～ 80%，回旋支近段散在斑块无明显狭窄，钝缘支近段狭窄 50% ～ 60%，右冠近段弥漫狭窄 70% ～ 85%，后降支及后侧支均弥漫狭窄 70% ～ 80%。于右冠近段植入

Alpha 4.0mm×34mm 支架 1 枚，术后规律阿司匹林＋氯吡格雷等二级预防药物，但仍有反复胸闷、胸痛发作。

2020 年 9 月患者再次因胸闷、胸痛于我院住院诊治，复查造影提示：左主干原支架通畅，前降支近段支架 40% 狭窄，中段支架远端狭窄 80%，回旋支中段次全闭塞，右冠近段原支架内狭窄 10%，后降支狭窄 80%，予回旋支植入吉威 2.5mm×24mm 支架，前降支植入吉威 2.75mm×24mm 支架。术后规律阿司匹林 100mg 1 次 / 日＋氯吡格雷 75mg 1 次 / 日等二级预防药物，仍有反复胸闷、胸痛发作。

3 天前开始，患者胸痛反复发作，伴出汗，持续十余分钟至半小时不等，含服硝酸甘油后可逐渐改善。至我院急诊，查肌钙蛋白 I 0.188ng/ml，心电图提示窦性心律，I、aVL、$V_2 \sim V_6$ 导联 ST 段下移 0.05 ~ 0.1mv。拟诊"急性非 ST 段抬高型心肌梗死"收入院。

既往史及个人史： 2 型糖尿病病史 3 年，口服降糖药物治疗，自诉血糖控制可。2020 年 9 月我院住院期间，查抗 SSA 抗体 /Ro 60KD 阳性，抗 SSA 抗体 /Ro 52KD 阳性，抗 SSB 抗体 /La 阳性，患者于出院后至外院风湿科就诊，明确诊断为"系统性红斑狼疮"，遵嘱服用"激素、羟氯喹"等药物治疗。无肾病、脑血管疾病病史。有"青霉素、替格瑞洛（皮疹）"过敏史，具体不详。余无特殊。

入院查体： 体温 36.5 ℃，脉搏 75 次 / 分，呼吸 20 次 / 分，血压 121/62mmHg。神志清楚，对答切题，颈静脉无怒张，双肺呼吸音清，未闻及明显干湿性啰音，心律齐，各瓣膜听诊区未闻及病理性杂音。腹软，无压痛、反跳痛，肝脾肋下未扪及，双下肢无水肿。

入院诊断：

急性非 ST 段抬高型心肌梗死

冠状动脉粥样硬化性心脏病

陈旧性心肌梗死

经皮冠状动脉支架置入术后

心功能 I 级（Killip 分级）

退行性心脏瓣膜病

　　主动脉瓣轻度关闭不全

　　二尖瓣轻度关闭不全

　　三尖瓣中度关闭不全

2 型糖尿病

系统性红斑狼疮

入院后辅助检查：

1. 抽血化验

血常规：白细胞计数 5.98×10^9/L，中性粒细胞百分比 72.6%，血红蛋白 123g/L，血小板计数 181×10^9/L。

血脂：总胆固醇 2.40mmol/L，甘油三酯 0.73mmol/L，高密度脂蛋白胆固醇 1.23mmol/L，低密度脂蛋白胆固醇 1.14mmol/L。

高敏肌钙蛋白 I 0.144ng/ml ↑，高敏肌钙蛋白 T 0.075ng/ml ↑。NT-pro BNP 1855pg/ml ↑。糖化血红蛋白 6.63% ↑。免疫球蛋白 IgM 0.25g/L，免疫球蛋白 IgA 4.22g/L。ANA 1 ∶ 160 ↑。自身抗体谱：抗 SSA 抗体 /Ro 60KDa（＋）、抗 SSA 抗体 /Ro 52KDa（＋）、抗 SSB 抗体 /La（＋），余抗体谱正常。血沉 38mm/h ↑。超敏 C 反应蛋白 5.71mg/L。

尿常规、便常规及隐血、肝肾功能、电解质、凝血功能、抗磷脂抗体、补体 C3/C4、血浆蛋白 S/C 活性等结果正常。

2. 心电图　提示窦性心律，I、aVL、V_2 ~ V_6 导联 ST 段下移（病例 13 图 1）。

3. 床旁心脏超声　提示各房室腔不大，左室壁肥厚，室间隔厚度 12mm，后壁厚度 11mm。左室前壁、室间隔心尖段变薄，未见室壁瘤形成，运动减弱。主动脉瓣轻度反流，LVEF 50%。

4. 其他超声　肝脏、胆囊、脾脏及双肾未见异常。双侧颈动脉轻度硬化改变。

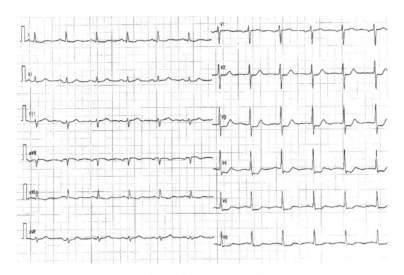

病例13图1　入院心电图

二、诊疗经过

患者目前风湿免疫科用药为羟氯喹 0.2g 2 次 / 日，甲泼尼龙 6mg 1 次 /
日，骨化三醇 0.25μg 1 次 / 日。入院后予冠心病二级预防药物治疗：铝镁匹
林 81mg 1 次 / 日，氯吡格雷 75mg 1 次 / 日，每晚瑞舒伐他汀 20mg，美托洛
尔 12.5mg 2 次 / 日，单硝酸异山梨酯 20mg 2 次 / 日。阿卡波糖 50mg 1 次 / 日，
达格列净 10mg 1 次 / 日。患者未能提供外院冠脉造影资料，回顾我院多次冠
脉造影图像如下（病例 13 图 2 至病例 13 图 4）。在完善相关检查和术前准备
后，行冠脉造影提示左主干原支架内通畅，未见明显狭窄，前降支近中段原
支架通畅，近段支架管腔狭窄 70%，回旋支开口处局限性狭窄 90%，原支架
通畅，未见明显狭窄，右冠状动脉原支架通畅，未见明显狭窄，远段弥漫性
斑块，后降支 80% 狭窄。对前降支近段行球囊（包括棘突球囊）扩张后，再
以药物球囊扩张，继续对回旋支开口球囊扩张后置入 Resolute 3.0mm×12mm
支架，行 IVUS 检查确认支架贴壁良好。继续药物治疗。住院期间加强糖尿
病饮食宣教，空腹血糖波动在 5 ～ 7mmol/L，餐后 2 小时血糖波动在 7 ～
11mmol/L。期间完善氯吡格雷安全用药基因检测提示正常代谢，血小板抑制
率正常。患者遂于 2021 年 2 月 3 日带药出院。

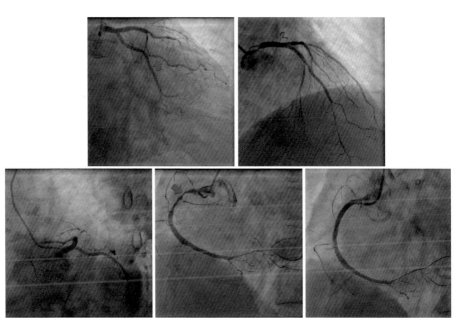

病例13图2　2020年7月我院住院期间介入诊疗情况

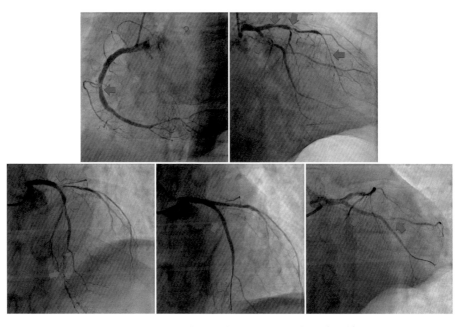

病例13图3　2020年9月我院住院期间介入诊疗情况

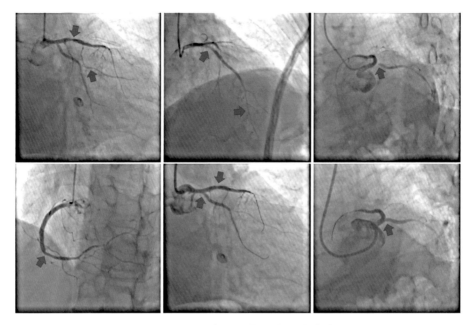

病例13图4　此次住院期间介入诊疗情况

出院诊断：

急性非 ST 段抬高型心肌梗死

　　冠状动脉粥样硬化性心脏病

　　陈旧性心肌梗死

　　经皮冠状动脉支架置入术后

　　心功能 I 级（Killip 分级）

退行性心脏瓣膜病

　　主动脉瓣轻度关闭不全

　　二尖瓣轻度关闭不全

　　三尖瓣中度关闭不全

2 型糖尿病

系统性红斑狼疮

随访：该患者于 2021 年 7 月 14 日再次因胸闷、胸痛发作而住院，查肌钙蛋白阴性，7 月 19 日再次复查了冠脉造影（病例 13 图 5）：左主干末端原支架内狭窄 90%，前降支近段原支架内狭窄 50%，回旋支中段原支架内狭窄 80%，右冠状动脉中远段 50% ～ 80% 狭窄。建议外科冠状动脉旁路移植手术治疗。外科会诊后认为患者多次支架内再狭窄，不排除冠状动脉旁路移植后短期内再狭窄可能。遂再次行内科介入治疗，对左主干、前降支和回旋支支架内再狭窄处行球囊扩张及药物球囊治疗。重复造影见左主干至前降支原支架内内、回旋支中段病变残余狭窄 < 30%。术后调整药物治疗方案为：铝镁匹林＋替格瑞洛，余用药同前，随访至今未再诉胸闷、胸痛情况。

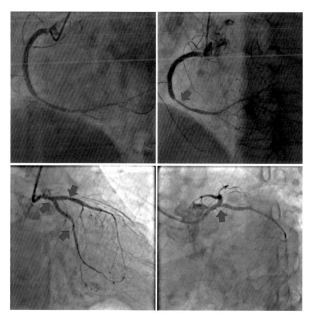

病例13图5　2021年7月我院住院期间介入诊疗情况

三、病例讨论

早发动脉粥样硬化在系统性红斑狼疮（SLE）患者中非常常见[1]。除了加速动脉粥样硬化，SLE 还与心血管事件风险增加有关，如冠状动脉疾病、外周动脉疾病和脑血管意外。据报道，系统性红斑狼疮患者致死性心肌梗死的发生率比性别和年龄匹配的对照组高 3 倍[2]。与普通的急性心肌梗死患者相比，合并 SLE 的患者在住院期间的住院死亡率更高，30 天再入院率更高[3]。

因此，系统性红斑狼疮被认为是独立的冠心病危险因素之一 [4, 5]。

PCI 是冠心病最有效的治疗方法之一。然而，相对于非 SLE 患者，合并 SLE 的心肌梗死患者在术后 1 年，再发心肌梗死和再次 PCI 治疗的发生率更高 [6]。冠状动脉的慢性炎症状态可能与此有重要关系。SLE 患者血清存在各种免疫复合物如抗血管内皮细胞抗体沉积在血管壁中，会激活内皮细胞，启动补体系统，刺激血液单核细胞聚集，发生炎症反应，并最终对血管内皮细胞造成损伤，导致血管破坏及器官受累。同时，其他一些抗体如抗磷脂抗体、抗中性粒细胞胞浆抗体等也能作为循环免疫复合物沉积在血管壁，造成血管壁的破坏 [7]，增加斑块破裂或血栓形成的可能性。糖皮质激素作为 SLE 主要治疗手段之一，长期应用糖皮质激素，会引起脂质代谢紊乱，增加动脉粥样硬化的风险。

尽管目前已有充分的证据表明，炎症性因素在动脉粥样硬化性心血管疾病中起重要作用，但在临床实践中，尚未清楚能否通过控制炎症来改善合并 SLE 的冠心病患者远期 PCI 疗效。本例患者既往采用阿司匹林＋氯吡格雷的抗栓方案，但反复冠状动脉狭窄及支架内再狭窄，既往使用替格瑞洛曾出现疑似过敏现象（皮疹），我们后来回顾反复追问患者，认为皮疹的出现与其 SLE 病情进展相关，并非使用替格瑞洛不良反应。与氯吡格雷相比，替格瑞洛抗血小板作用更强，且具有一定程度的抗炎作用，能够显著降低白介素 6、肿瘤坏死因子 α 等炎性细胞因子，有助于改善冠状动脉内皮功能 [8]。因此在评估患者的出血风险后，我们调整抗栓方案为铝镁匹林＋替格瑞洛的抗栓方案，在末次出院后随访至今，患者未再出现胸闷、胸痛不适。

（高佳佳）

参考文献

[1]McMahon M, Hahn BH.Atherosclerosis and systemic lupus erythematosus:

mechanistic basis of the association[J].Curr Opin Immunol, 2007, 19(6): 633–639.

[2]Fors NC, Izmirly PM.Mortality in Systemic Lupus Erythematosus: an Updated Review[J].Curr Rheumatol Rep, 2016, 18(4): 21.

[3]Sagheer S, Deka P, Pathak D, et al.Clinical Outcomes of Acute Myocardial Infarction Hospitalizations With Systemic Lupus Erythematosus: An Analysis of Nationwide Readmissions Database[J].Curr Probl Cardiol, 2021, 20: 101086.

[4]Avina-Zubieta JA, Thomas J, Sadatsafavi M, et al.Risk of incident cardiovascular events in patients with rheumatoid arthritis: a meta-analysis of observational studies[J].Ann Rheum Dis, 2012, 71(9): 1524–1529.

[5]Semb AG, Ikdahl E, Wibetoe G, et al.Atherosclerotic cardiovascular disease prevention in rheumatoid arthritis[J].Nat Rev Rheumatol, 2020, 16(7): 361–379.

[6]Maksimowicz-McKinnon K, Selzer F, Manzi S, et al.Poor 1-year outcomes after percutaneous coronary interventions in systemic lupus erythematosus: report from the National Heart, Lung, and Blood Institute Dynamic Registry[J].Circ Cardiovasc Interv, 2008, 1(3): 201–208.

[7]Reiss AB, Jacob B, Ahmed S, et al.Understanding Accelerated Atherosclerosis in Systemic Lupus Erythematosus: Toward Better Treatment and Prevention[J]. Inflammation, 2021, 44(5): 1663–1682.

[8]Jeong HS, Hong SJ, Cho SA, et al.Comparison of Ticagrelor Versus Prasugrel for Inflammation, Vascular Function, and Circulating Endothelial Progenitor Cells in Diabetic Patients With Non-ST-Segment Elevation Acute Coronary Syndrome Requiring Coronary Stenting: A Prospective, Randomized, Crossover Trial[J].JACC Cardiovasc Interv, 2017, 10(16): 1646–1658.

骨髓增生异常综合征合并继发性血色病

一、病历摘要

患者女性，40岁，身高160cm，体重62kg，BMI 24.2。主诉"乏力12年余，胸闷、水肿8年"于2022年2月28日9：33入院。

现病史： 2010年患者怀孕时自觉乏力，体检发现血红蛋白降低，约45g/L，进一步血液科检查，诊断"骨髓增生异常综合征"，先后予环孢素、糖皮质激素等治疗2年，效果不佳，建议造血干细胞移植，患者拒绝。

2013年开始患者长期输血对症治疗，每20～30天输血一次，输血后血红蛋白可升至80g/L左右。

2014年患者测铁蛋白＞1000ng/ml，每次输血后均静脉滴注祛铁胺5～7天。同年开始逐渐出现面部及下肢水肿，症状逐渐加重，外院查心脏彩超示心脏逐年扩大，二、三尖瓣反流逐年加重，诊断"贫血性心脏病"，予氢氯噻嗪利尿等对症处理后水肿稍减轻。

2018年患者测铁蛋白＞2500ng/ml，开始口服地拉罗司1000mg 1次/日。

2020年患者出现腹胀加重，外院彩超示肝脾大、腹腔积液，予呋塞米、螺内酯利尿等治疗，间断腹腔积液穿刺引流。血液科认为患者已出现多器官受累，无移植机会，继续对症治疗。

1个多月前患者再次出现活动时乏力、气促，伴全身水肿，在外院就诊，查血红蛋白54g/L，NT-pro BNP 3800pg/ml，心脏彩超示全心扩大，LA 49mm，LVDd 64mm，二尖瓣轻中度关闭不全，三尖瓣中重度关闭不全，肺动脉高压67mmHg，左室收缩功能减低，射血分数49%，住院期间心电监测示阵发性心房颤动，诊断"骨髓增生异常综合征、贫血性心脏病、铁过载、心力衰竭、阵发性心房颤动、糖尿病"等，予输注成分血、祛铁、利尿、改善心肌重构、控制心率、抗凝、降糖等治疗，患者乏力减轻，仍有水肿、活动时气促，现为进一步诊治前来我院，拟"心力衰竭"收入我科。

既往史及个人史：2 型糖尿病病史 7 年，目前使用胰岛素治疗；骨质疏松症病史 10 年，服用碳酸钙、骨化三醇治疗；1 个月余前颈部血管彩超示右颈静脉血栓（输液港附近）；余无特殊。

入院查体：体温 36.4 ℃，脉搏 90 次 / 分，呼吸 19 次 / 分，血压 98/64mmHg。神志清楚，对答切题，贫血貌，皮肤色素沉着，颜面水肿，颈静脉充盈。双肺呼吸音粗，未闻及干湿啰音。心律齐，各瓣膜听诊区未闻及病理性杂音。腹膨隆，无压痛及反跳痛，肝脾触诊不满意，肠鸣音正常，移动性浊音阳性。双下肢中度水肿。

入院诊断：

骨髓增生异常综合征

　难治性贫血

　贫血性心脏病

　　全心扩大

　　　二尖瓣轻中度关闭不全

　　　三尖瓣中重度关闭不全

　　阵发性心房颤动

　　肺动脉高压

　　心力衰竭

　心功能Ⅲ级（NYHA 分级）

腹腔积液

铁过载

2 型糖尿病

亚临床甲状腺功能减退

骨质疏松症

右侧颈静脉血栓形成

入院后辅助检查：

1．抽血化验

铁五项：铁蛋白 2447.31ng/ml ↑，转铁蛋白 1.36g/L ↓，血清铁 43.7μmol/L ↑，铁结合力 45.7μmol/L，铁饱和度 96% ↑。

血常规：白细胞计数 5.88×10^9/L，红细胞计数 2.64×10^{12}/L ↓，血红蛋白 78g/L ↓。

尿常规：尿糖 +++ ↑，尿酮体 + ↑。

肝功能：总胆红素 26.4μmol/L ↑，直接胆红素 9.5μmol/L ↑，间接胆红素 16.9μmol/L ↑，余项目正常。

凝血功能：INR 4.25 ↑（复查 1.62），D 二聚体 3.03mg/L ↑，余项目正常。

NT-pro BNP 2855.8pg/ml ↑。高敏肌钙蛋白 T 0.028ng/ml ↑，高敏肌钙蛋白 I 0.018ng/ml ↑。糖化血红蛋白 6.34% ↑。

甲状腺功能：促甲状腺素 4.950mIU/L ↑，三碘甲状腺原氨酸 1.18nmol/L ↓，余项目正常。

粪便常规、超敏 C 反应蛋白、心肌酶谱、电解质、肾功能、血脂、淀粉酶未见明显异常。

2．心电图　提示窦性心律，心率 90 次 / 分，T 波改变（病例 14 图 1）。

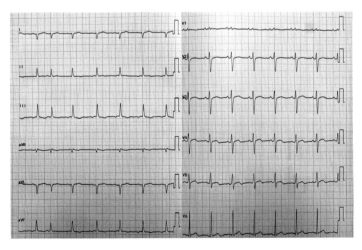

病例14图1　入院后心电图

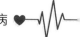

3．胸片　提示全心增大，右侧肋膈角少量积液，深静脉置管术后（病例 14 图 2 ）。

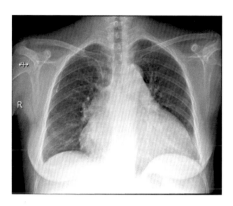

病例14图2　胸片

4．心脏超声　提示全心扩大（LA 49mm，RA 66mm，RV 37mm，LVDd 59mm），左、右室壁运动普遍减弱，左室壁肥厚（IVS 13mm，LVPW 12mm），三尖瓣重度反流，二尖瓣中度反流，主动脉瓣轻度反流，肺动脉高压，左右室收缩功能减低，LVEF 34%，E/e' 8.8，心包微量积液（病例 14 图 3 ）。

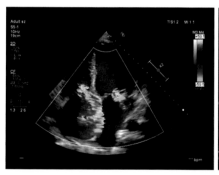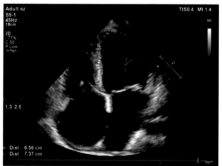

病例14图3　心脏超声

5．其他超声结果　双侧颈总动脉、颈内动脉、颈外动脉、椎动脉未见明显异常，右侧颈内静脉血栓形成。腹部超声提示符合淤血肝声像图，胆囊壁增厚（考虑继发改变），胆囊息肉样变，脾大，腹腔大量积液。

6. 心脏磁共振 左房、左室增大（左房前后径 40mm，左室舒张末最大横径 63mm），左室各段壁厚大致正常，左室整体收缩功能降低，射血分数 22%，舒张受限。右房、右室增大（右房前后径 64mm，右室舒张末最大横径 45mm），右室流出道增宽（38mm），射血分数 25%，舒张受限。

考虑心肌受累疾患，左、右心功能明显减低（兼有收缩、舒张功能障碍），T_2^* 弛豫时间 3 ~ 6ms，符合心肌铁过载改变，结合临床考虑合并贫血性心脏病；右心扩大、肺动脉增宽，符合肺动脉高压改变；二尖瓣轻度反流；三尖瓣中重度反流；心包少量积液（病例 14 图 4）。

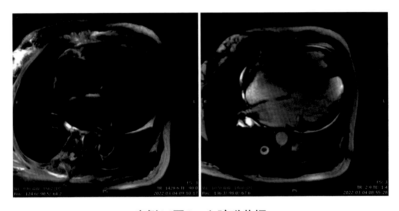

病例14图4 心脏磁共振

7. 腹部磁共振 提示肝脏改变，T_2^* 弛豫时间 1 ~ 3ms，符合肝脏铁沉积影像表现（病例 14 图 5）。

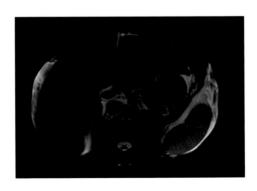

病例14图5 上腹部磁共振

二、诊疗经过

患者骨髓增生异常综合征、难治性贫血、贫血性心脏病、铁过载等诊断明确，予地拉罗司祛铁，定期输血维持血红蛋白在 60 ~ 80g/L。入院后患者有胸闷、气促明显，全身水肿，以心力衰竭为主要表现，先予利尿消肿对症处理为主，先后以呋塞米 / 托拉塞米、螺内酯等利尿，并维持电解质平衡，待水肿消退后加用改善预后药物并逐渐滴定剂量；同时患者有阵发性心房颤动病史，入院后心电监测见阵发性心房颤动发作，右侧颈静脉血栓形成，予利伐沙班抗凝，胺碘酮维持节律。最后为糖尿病、骨质疏松症等基础疾病的治疗。经以上治疗后，患者胸闷、乏力、水肿症状改善，于 2022 年 3 月 20 日出院。

出院诊断：

骨髓增生异常综合征

　难治性贫血

　贫血性心脏病

　　全心扩大

　　　二尖瓣轻中度关闭不全

　　　三尖瓣中重度关闭不全

　　阵发性心房颤动

　　肺动脉高压

　　心力衰竭

　心功能Ⅲ级（NYHA 分级）

腹腔积液

右侧颈静脉血栓形成

铁过载

继发性血色病

2 型糖尿病

亚临床甲状腺功能减退

骨质疏松症

三、病例讨论

骨髓增生异常综合征，是起源于造血干细胞的一组异质性髓系克隆性疾病，特点是髓系细胞发育异常，表现为无效造血、难治性血细胞减少，高风险者可向急性髓系白血病转化[1]。本例患者即确诊为此病，且已失去造血干细胞移植机会，需要长期、反复输血对症治疗。然而长期反复输血，可引起铁过载的发生，其发生机制如下：首先人体缺乏有效的排铁途径，理论上，每 1ml 浓缩红细胞含铁 1mg，每 1U 红细胞（200ml 全血）含铁 100mg，长期反复输血可造成大量外源性铁输入。其次贫血状态时，机体通过小肠代偿性吸收过多的铁来满足造血需要。而超载的铁元素可催化具有高度活性的自由基形成，导致细胞膜功能损害和蛋白质变性，并造成器官功能损害，这种继发性铁元素蓄积而产生的全身性疾病，称为继发性血色病。结合病史、输血史、血清铁蛋白＞ 1000ng/ml，本例患者显然属于继发性血色病。

正常情况下，铁蛋白＜ 400ng/ml，铁饱和度在 20% ～ 45%。国际上对铁过载的诊断标准尚未统一。2011 年中华血液学杂志发布的《铁过载诊断与治疗的中国专家共识》[2] 建议在排除活动性炎症、肝病、肿瘤、溶血和酗酒等因素的影响后，血清铁蛋白＞ 1000μg/L 诊断为铁过载。当铁蛋白＞ 2500ng/ml，铁饱和度＞ 80% 时，则为重度铁过载。就此患者而言，在使用铁螯合剂的情况下，其铁蛋白为 2447ng/ml，铁饱和度为 96%，显然属于重度铁过载。

体内多余的铁以铁蛋白的形式储存，肝脏、心脏和内分泌器官等为常见的铁沉积器官。磁共振通过 T_2^* Mapping 技术，可较早明确血色病患者肝脏、心肌是否有铁过载，并可定量评价铁过载的严重程度[3]。由于铁的顺磁性，T_1 弛豫时间延长，T_2 弛豫时间缩短，在肝脏 MRI 上表现为"黑肝征"，目前一般认为 T_2^* 值＜ 6.3ms，提示肝脏铁过载，T_2^* 值＜ 1.4ms，提示肝脏重度铁过载[4]。同理，如果 T_2^* 值＜ 20ms，提示心肌铁过载，T_2^* 值＜ 10ms，提示心肌重度铁过载[5]，且发生心力衰竭及心律失常的可能性增加。这个患者磁

共振 T_2^* 见肝脏弛豫时间 1 ～ 3ms，心肌弛豫时间 3 ～ 6ms，符合铁沉积表现。除了心脏和肝脏，血色病还可累及其他器官，包括胰腺、关节、皮肤、内分泌腺等[6]，这个患者还合并糖尿病、亚临床甲状腺功能减退、骨质疏松、闭经等表现，故诊断基本明确。

在心脏方面，贫血合并血色病的患者可同时出现贫血性心脏病和铁过载性心肌病的特征，需仔细鉴别主因。贫血性心脏病病理生理基础是血红蛋白降低，引起血携氧能力下降，血氧供应不足，代偿性增加心排血量，长期高排血量血循环，必定增加心脏负荷，引起心脏肥厚和扩大，心脏彩超可表现为高心排、高动力型[7]。铁过载性心肌病早期铁沉积为限制型心肌病表现，左室舒张功能不全伴充盈受限，射血分数可正常，如铁过载不能得到有效干预，可出现扩张型心肌病表现，左心室扩大，收缩功能不全，射血分数降低[8]。目前此患者两者表现均有，不容易区分主要原因，但治疗需两方面兼顾。

有效的祛铁治疗对于铁过载患者来说极为重要。一般当患者血清铁蛋白 ＞ 1000μg/L 和（或）每个月接受 2 ～ 4U 红细胞输注 1 年以上时则应启动祛铁治疗，血清铁蛋白水平则至少每 3 个月检测 1 次。祛铁治疗包括静脉放血治疗和药物治疗，前者显然不适合该患者。药物治疗主要以铁螯合剂选择性地结合多余的铁并促进铁排泄。目前铁螯合剂主要有祛铁胺、祛铁酮、地拉罗司等，患者已使用地拉罗司 1000mg 1 次 / 日治疗，铁蛋白仍高，联合使用铁螯合剂或增加剂量可能有一定作用。另外，有研究报导铁调素是铁代谢的负调节激素，可直接抑制肠上皮细胞的铁吸收和诱导单核巨噬细胞铁滞留，贫血和缺氧可抑制其表达，未来铁调素替代疗法具有一定前景，但目前仍在探索中[9]。总体而言，心内科对血色病治疗仍缺乏具体经验，建议请血液科会诊指导治疗。

综上所述，患者骨髓增生异常综合征、铁过载、继发性血色病等诊断明确，同时存在贫血性心脏病与铁过载性心肌病表现，入院后反复重度贫血 - 输血，铁蛋白 2447ng/ml，铁饱和度 96%。心脏彩超有高心排表现，心脏扩大，室壁增厚，舒张功能受限，收缩功能下降，心脏及肝脏 MRI 可见铁沉积征象，并且已经出现肝脏、胰腺、心脏、关节、皮肤、内分泌腺等多器官受累，属于重度铁过载。目前干预时间已晚，逆转可能性不大，只可延缓其进展。建议请血液科指导治疗，评估能否联合使用铁螯合剂或增加剂量，同时药物控制患者心力衰竭、心律失常及糖尿病等并发症。

（冯宗明）

参考文献

[1]Fenaux P, Haase D, Santini V, et al.Myelodysplastic syndromes: ESMO Clinical Practice Guidelines for diagnosis, treatment and follow–up[J].Ann Oncol, 2021, 32(2): 142–156.

[2] 中华医学会血液学分会 / 中国医师协会血液科医师分会 . 铁过载诊断与治疗的中国专家共识 [J]. 中华血液学杂志 , 2011, 32(8): 3.

[3]Ruefer A, Bapst C, Benz R, et al.Role of liver magnetic resonance imaging in hyperferritinaemia and the diagnosis of iron overload[J].Swiss Med Wkly, 2017, 147: w14550.

[4]Labranche R, Gilbert G, Cerny M, et al.Liver Iron Quantification with MR Imaging: A Primer for Radiologists[J].Radiographics, 2018, 38(2): 392–412.

[5]Triadyaksa P, Oudkerk M, Sijens PE.Cardiac T_2 mapping: Techniques and clinical applications[J].J Magn Reson Imaging, 2020, 52(5): 1340–1351.

[6]Pelusi C, Gasparini DI, Bianchi N, et al.Endocrine dysfunction in hereditary hemochromatosis[J].J Endocrinol Invest, 2016, 39(8): 837–47.

[7]Beladan CC, Botezatu SB.Anemia and Management of Heart Failure Patients[J].Heart Fail Clin, 2021, 17(2): 195–206.

[8]Wijarnpreecha K, Kumfu S, Chattipakorn SC, et al.Cardiomyopathy associated with iron overload: how does iron enter myocytes and what are the implications for

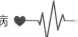

pharmacological therapy? [J].Hemoglobin, 2015, 39(1): 9–17.

[9]Brissot P.Optimizing the diagnosis and the treatment of iron overload diseases[J].Expert Rev Gastroenterol Hepatol, 2016, 10(3): 359–370.

库欣综合征致心力衰竭

一、病历摘要

患者女性，30岁，身高167cm，体重64.1kg，BMI 22.98。主诉"突发头晕、心悸6天"于2019年2月28日17:40入院。

现病史：患者于6天前（剖宫产术后第2天）在外院住院期间突发心悸、头晕、视物模糊、咳嗽，测血压高达160/120mmHg，监测示血氧饱和度低（具体不详），NT-pro BNP 456pg/ml，血钾2.9mmol/L，胸片示肺水肿，心脏超声示左心扩大、左室壁肥厚，心包积液，LVEF 40%。予利尿、补钾等处理后症状减轻，建议心内科进一步诊治，现为进一步诊治收入我院。

既往史及个人史：患者于孕26^{+6}周（约入院前1个月）时发现血压升高，最高达160/100mmHg，服用硝苯地平控释片控制血压，血压控制在140/90mmHg左右。妊娠期糖尿病2个月，具体不详。2019年2月21日剖宫产1女（31周）。余无特殊。

入院查体：体温36.6℃，脉搏82次/分，呼吸19次/分，血压141/105mmHg。神志清楚，对答切题。面圆、面部痤疮。颈静脉无怒张，双肺呼吸音清，未闻及明显干湿性啰音。心律齐，各瓣膜听诊区未闻及病理性杂音。下腹部见紫纹，腹软，无明显压痛、反跳痛，肝脾肋下未扪及。双下肢无水肿。

入院诊断：

心力衰竭（查因）

    左心扩大

    心功能Ⅱ~Ⅲ级（NYHA分级）

高血压急症

低钾血症

妊娠期糖尿病

入院后辅助检查：

1. 抽血化验

血常规：白细胞 $10.20 \times 10^9/L$ ↑，中性粒细胞百分比 71.1%，血红蛋白 155g/L ↑，血小板 $320 \times 10^9/L$。

血脂：总胆固醇 7.21mmol/L ↑，甘油三酯 1.34mmol/L，高密度脂蛋白胆固醇 2.08mmol/L ↑，低密度脂蛋白胆固醇 4.70mmol/L ↑。

糖化血红蛋白 4.6%。NT–pro BNP 1090pg/mL ↑。血钾 3.93mmol/L。

血管紧张素 2（立位）124.20pg/ml；醛固酮（立位）262.5pg/ml，肾素（立位）37.00pg/ml，醛固酮 / 肾素比值 7.1。

皮质醇（8：00）939.9nmol/L，促肾上腺皮质激素（8：00）5.40pg/ml。

24 小时皮质醇节律：8：00 19.2μg/dl；16：00 16.7μg/dl；24：00 16.3μg/dl。ACTH 1.3pg/ml。24 小时 UFH 1001μg/24h。

标准小剂量地塞米松抑制试验：不能被抑制（8：00 皮质醇 19.7μg/dl，24 小时 UFH 1277μg/24h）。

二便常规、肝肾功能、尿蛋白、尿微量白蛋白肌酐比、肌钙蛋白、甲状腺功能、凝血四项未见明显异常。

2. 心电图　大致正常（病例 15 图 1）。

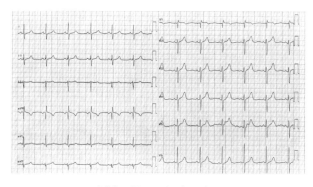

病例15图1　入院心电图

3. 心脏超声　提示左心轻度扩大（左心室舒张末径 55mm），左室壁肥厚（间隔 13mm，后壁 12mm），室壁运动普遍减弱，心包积液，左室整体收缩功能下降，病因请结合临床，LVEF 40%（病例 15 图 2）。

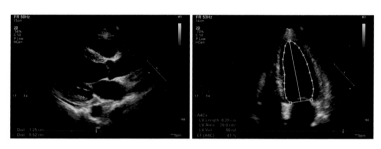

病例15图2　心脏超声

4. 磁共振检查　心脏磁共振：左心受累疾患，左室壁较均匀增厚，左心功能减低，室间隔及左室下壁近中段肌壁间线样强化，考虑高血压性心脏病可能性大，少量心包积液（病例 15 图 3）。肾上腺磁共振：左侧肾上腺区占位，考虑腺瘤可能（病例 15 图 4）。

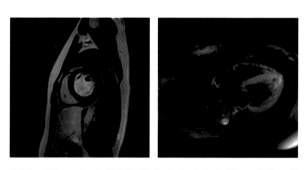

病例15图3　心脏磁共振检查考虑高血压性心脏病可能

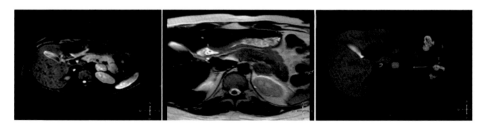

病例15图4　左侧肾上腺区占位

5. 其他超声结果 双肾、肾动脉、腹主动脉超声未见明显异常。颈动脉超声未见明显异常。

二、诊疗经过

患者以突发头晕、心悸为主诉，外院胸片提示肺水肿，查 NT-pro BNP 升高，心脏超声提示室壁运动普遍减弱，LVEF 40%，心力衰竭诊断明确，治疗上予降压、抗心力衰竭、改善心室重构等为主，予沙库巴曲缬沙坦 200mg 口服 2 次 / 日、比索洛尔 5mg 口服 2 次 / 日、伊伐布雷定 2.5mg 2 次 / 日、螺内酯 20mg 1 次 / 日、呋塞米 10mg 隔日一次等药物治疗。经以上治疗后，出院前复查心脏超声提示左室收缩功能基本正常。

影像学上提示左侧肾上腺占位，考虑腺瘤可能性大，因此出院后，2019 年 3 月 19 日患者于外院泌尿外科行左侧肾上腺腺瘤切除，术后激素替代治疗。术后病理诊断为"左肾上腺及肿瘤"—肾上腺皮质腺瘤。

出院诊断：

库欣综合征

  高血压性心脏病

  左心扩大

  心力衰竭

  心功能Ⅱ～Ⅲ级（NYHA 分级）

低钾血症

妊娠期糖尿病

随访：2019 年 4 月 19 日停用沙库巴曲缬沙坦、比索洛尔等降压药物，单用氢化可的松口服，停用降压药后血压波动在 110 ～ 120/75 ～ 85mmHg。氢化可的松逐渐减量，于 2020 年 4 月左右停用。

2019 年 5 月外院复查 NT-pro BNP 44.1pg/ml，心脏超声：左室舒张末径 42mm，室间隔 9mm，左室后壁 8mm，LVEF 67%。

三、病例讨论

本例患者青年女性，既往有妊娠期高血压、妊娠期糖尿病病史，剖宫产后第 2 天出现心悸、头晕、视物模糊、咳嗽，血压明显升高，血钾低，NT-proBNP 升高。心脏超声示左心扩大、左室壁肥厚、心包积液、LVEF 40%。心脏磁共振示左心受累疾患、左室壁较均匀增厚、左心功能减低。患者围生期出现心功能下降，既往无明确器质性心脏病的病史，需警惕围生期心肌病的可能。

围生期心肌病发病率近年明显上升，已成为中国孕产妇除产科因素外的主要死亡原因之一[1]。围生期心肌病多发生于妊娠晚期至产后数月，呈特发性心肌病表现，突出特点是左心室收缩功能下降，左心室射血分数小于45%，左心室多有扩大[2]。但本例患者有妊娠期高血压的病史，心脏超声及心脏磁共振均提示患者左室壁肥厚、收缩及舒张功能不全，心脏磁共振示室间隔及左室下壁近中段肌壁间线样强化，暂不支持围生期心肌病的诊断，故临床诊断为高血压性心脏病。大多数高血压患者没有明确的病因，被归为原发性高血压。然而，5% ~ 10% 的患者可能有继发性高血压，存在潜在的和可能可逆的原因，出现提示性症状和体征时应考虑继发性高血压。本例患者有满月脸、面部痤疮、皮肤菲薄、紫纹等表现，有低钾血症，但患者为围生期妇女，围生期妇女本身也可有脸圆、面部痤疮、淡蓝色或淡粉色妊娠纹等表现，症状存在迷惑性，临床上容易忽视继发性高血压的可能性。本例患者醛固酮肾素比值未见明显异常，促肾上腺皮质激素下降，24 小时尿游离皮质醇高于正常值 3 倍，皮质醇明显升高，皮质醇失去昼夜分泌节律，且不能被小剂量地塞米松抑制，进一步完善肾上腺 MRI 提示左侧肾上腺腺瘤，诊断非ACTH 依赖库欣综合征、左侧肾上腺腺瘤，行腹腔镜左侧肾上腺腺瘤切除术，术后病理示左侧肾上腺皮质腺瘤。

库欣综合征（Cushing's syndrome，CS）是一种以内脏肥胖、系统性动脉高血压、糖耐量损害、血脂异常和血栓形成等一系列全身性并发症为特征的综合征，可增加心血管疾病的风险。与库欣综合征相关的心血管并发症包括冠状动脉疾病、充血性心力衰竭、心源性卒中等，与正常人群相比，CS

患者的死亡率显著增加[3]。库欣综合征患者的并发症中高血压比较常见，患者没有生理性的夜间血压下降，会导致更严重的靶器官损害以及死亡率的增加。库欣综合征导致高血压的机制可能与抑制血管舒张系统（一氧化氮合酶、前列环素和激肽），激活肾素 – 血管内皮素系统，增加血管对儿茶酚胺收缩血管的刺激的反应性，抑制儿茶酚胺的外周分解代谢有关。此外，皮质醇水平的升高可作用于盐皮质激素受体，导致醛固酮过量。

库欣综合征导致心力衰竭的机制可能与高血压导致高血压性心脏病有关。但也有研究[4]表明使用氢化可的松治疗可能产生类似于高血压性心脏病左室壁肥厚的表现，提示血浆皮质醇过多也可能是 CS 患者左室壁肥厚进展过程中的病因学因素。一项纳入了 42 例活动期 CS 患者的研究显示，活动期 CS 的患者出现了左室形态异常，左室质量指数和相对壁厚增加，主要表现为舒张功能和左室充盈受损，但研究中左室射血分数和收缩功能无明显下降[5]。肾上腺腺瘤导致的库欣综合征，手术切除可获根治，腺瘤大多为单侧性，术后需长期使用氢化可的松或可的松作替代治疗。Sugihara 等人[6]报道了 3 例以左心室衰竭为主要特征的 CS，伴有明显的左心室肥厚，肾上腺切除术后显著改善。与 Sugihara 等人[6-9]的观点一致，本例患者在肾上腺切除术后左室舒张末径、左心室肥厚和左室射血分数明显改善。本例患者在肾上腺切除术后除氢化可的松外无其他药物治疗，与 Iwasaki H 的报道一致[9]，进一步表明高皮质醇血症可能与心脏重塑有关。国外也有报道表明库欣综合征患者的手术治疗没有显著改善心功能指数[10]。报道中预后的差异可能与心肌退行性变进展的差异有关。早期诊断和治疗库欣综合征有利于预防晚期心肌纤维化、心功能恢复和获得良好预后。目前关于库欣综合征患者心功能的研究比较少，有关库欣综合征导致左室壁肥厚、心力衰竭的机制需要进一步的研究。皮质醇增多可抑制排卵导致不孕，妊娠合并库欣综合征极少见，且妊娠期生理改变与 CS 的临床表现之间有时难以区分，容易漏诊、误诊，导致延误治疗，增加并发症的发生率及死亡率，因此临床上需仔细分析、早期识别，避免漏诊及误诊。

（陈文倩）

参考文献

[1] 中华医学会妇产科分会产科学组.妊娠合并心脏病的诊治专家共识（2016）[J].中华妇产科杂志，2016，51（6）：401-409.

[2]Bauersachs J, König T, Meer P, et al.Pathophysiology, diagnosis and management of peripartum cardiomyopathy: a position statement from the Heart Failure Association of the European Society of Cardiology study group on peripartum cardiomyopathy[J].Eur J Heart Fail, 2019, 21(7): 827-843.

[3]Lindholm J, Juul S, Jorgensen JO, et al.Incidence and late prognosis of Cushing's syndrome: a population-based study[J].J Clin Endocrinol Metab, 2001, 86(1): 117-123.

[4]Alpert BS.Steroid-induced hypertrophic cardiomyopathy in a infant[J].Pediatr Cardiol, 1984, 5: 117.

[5]Muiesan ML, Lupia M, Salvetti M, et al.Left ventricular structural and functional characteristics in Cushing's syndrome[J].J Am Coll Cardiol, 2003, 41(12): 2275-2279.

[6]Sugihara N, Shimizu M, Shimizu K, et al.Disproportionate hypertrophy of the interventricular septum and its regression in Cushing's syndrome.Report of three cases[J].Intern Med, 1992, 31(3): 407-413.

[7]Janota T, Hradec J, Kral J, et al.Heart in adrenal diseases[J].Cor Vasa, 1992, 34(2): 115-122.

[8]Petramala L, Battisti P, Lauri G, et al.Cushing's Syndrome patient who exhibited congestive heart failure[J].J Endocrinol Invest, 2007, 30(6): 525-528.

[9]Iwasaki H.Reversible alterations in cardiac morphology and functions in a patient with Cushing's syndrome[J].Endocrinol Diabetes Metab Case Rep, 2014, 2014(1): 140038.

[10]Toja PM, Branzi G, Ciambellotti F, et al.2012 Clinical relevance of cardiac structure and function abnormalities in patients with Cushing's syndrome before and after cure[J].Clinical Endocrinology, 2012, 76(3): 332–338.

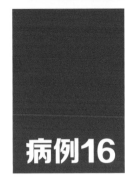

病例16

致心律失常性右室心肌病合并妊娠

一、病历摘要

患者女性，31岁，身高166cm，体重80kg。主诉"心悸、气促13余年，气促50余天"于2017年5月18日入院。

现病史： 患者13余年前（18岁时）出现活动时心悸气促，休息后可缓解，当时无夜间阵发呼吸困难，至我院就诊。心脏彩超提示心脏扩大（左心室前后径55mm，左右径57mm，上下径80mm；右心室前后径41mm，左右径42mm，上下径78mm），LVEF 27%。当时诊断为"扩张型心肌病 频发室早 非持续性室速"，之后给予抗心力衰竭药物治疗（培哚普利4mg 1次/日，卡维地洛3.125mg 2次/日，螺内酯20mg 1次/日，地高辛0.125mg 1次/日），门诊不规则随诊，未有气促、胸闷等症状。2014年我院门诊行心脏彩超示：心脏扩大，右室显著，右室流入、流出道及心尖瘤样扩张，右室壁变薄，三尖瓣轻度反流，右室收缩功能明显下降，LV 48mm，LVEF 50%。诊断考虑"致心律失常性右室心肌病可能"。患者1年前为怀孕而自行停药。孕2个月时门诊超声EF下降至40%，孕期于我院行数次超声，LVEF呈下降趋势，50余天前患者在妊娠29周余时出现气促，夜间阵发性呼吸困难，不能平卧。孕33周我院超声提示LVEF 34%，次日（19天前）外院行剖宫产，术程顺利，但剖宫产后患者仍有气促、不能平卧，现为进一步诊治收入院。妊娠后体重增加20斤左右。

既往史及个人史： 入院19天前行剖宫产。余无特殊。

家族史： 否认家族中有"心肌病"病史。

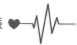

入院查体：体温 36.2 ℃，脉搏 95 次 / 分，呼吸 18 次 / 分，血压 110/87mmHg。神清，查体合作，颈软，颈静脉无怒张。双侧瞳孔等大等圆，对光反射灵敏。全身浅表淋巴结未触及。双肺呼吸音清晰，未闻及干湿性啰音。心率 95 次 / 分，心音有力，心律齐，未闻及病理性杂音及附加音。腹平软，全腹无压痛反跳痛，肝脾肋下未触及，双侧肾区无叩击痛。双下肢中度水肿。

入院诊断：

心肌病

　　致心律失常性右室心肌病可能性大

　　扩张型心肌病待除外

　　频发室性期前收缩

　　心功能Ⅲ级（NYHA 分级）

剖宫产术后

入院后辅助检查：

1. 抽血化验

肾功能：肌酐 102μmol/L ↑，尿酸 778μmol/L ↑。

NT-pro BNP 13 537pg/ml ↑。

二便常规、血常规、肝功能、电解质、血糖、糖化血红蛋白、凝血功能、地高辛浓度、肌钙蛋白二项等结果正常。

2. 心电图　提示窦性心律，可见室性期前收缩，V_2 导联可见 Epsilon 波（病例 16 图 1）。

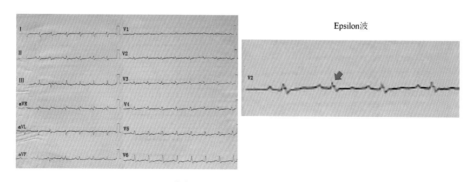

病例16图1　入院心电图

3. 心脏超声　提示全心扩大，以右室显著（RV 54mm，LV 54mm），右室流入、流出道、心尖扩张，右室壁变薄，三尖瓣轻度反流，左、右室收缩功能下降，LVEF 32%（病例16图2）。

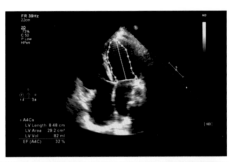

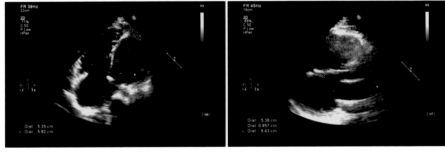

病例16图2　心脏超声

4. 心脏磁共振　心肌受累疾患，左右心功能不全，多考虑致心律失常性右室心肌病（双室受累）。右房、右室明显增大（LA 前后径 74mm，LV 舒张末横径 63mm），右室壁变薄（2～3mm），与心外膜下脂肪分界欠清晰，室壁边缘呈波浪状，运动不协调，右室游离壁可见多个局限性囊样膨出，右室流出道明显扩张（约49mm）。左房不大，左室稍大（舒张末横径57mm），左室侧壁近中段室壁菲薄（2～3mm），余左室室壁偏薄，左室侧壁与心外膜下脂肪分界欠清，左室整体收缩功能减弱，舒缩运动不协调。心肌首过灌注未见明确异常。延迟强化见右室游离壁线样强化，左室侧壁、下侧壁等处可见斑片状强化。左室功能测定：EF 18%，CO 2.9L/min，EDV 248.4ml，EDVi 138.1ml/m^2。右室功能测定：EF 12%，CO 3.9L/min，EDV 476.9ml，EDVi 265.1ml/m^2（病例16图3）。

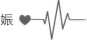

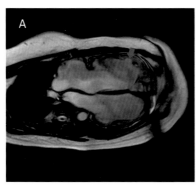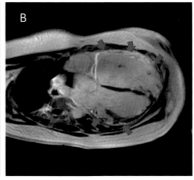

病例16图3　心脏磁共振所见

　　A：室壁局限性囊样膨出（红色箭头指向）；B：心脏磁共振延迟钆增强相位敏感反转恢复序列（四腔视图）标记基底下三尖瓣段和右心室中壁以及左心室侧壁的弥漫性纤维脂肪浸润区域（见红色箭头）。

　　5. 胸片　提示心脏明显增大，符合扩张型心肌病改变（病例 16 图 4）。

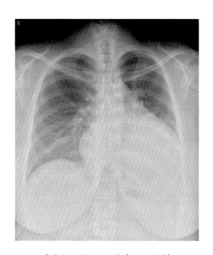

病例16图4　胸部正位片

　　6. 动态心电图　见窦性心律，心率 64 ~ 118 次 / 分，平均心率 77 次 / 分。可见 4 种形态室性期前收缩，共 3897 次，可见 4 组室性心动过速，最长 20 跳，频率 170 次 / 分（病例 16 图 5）。

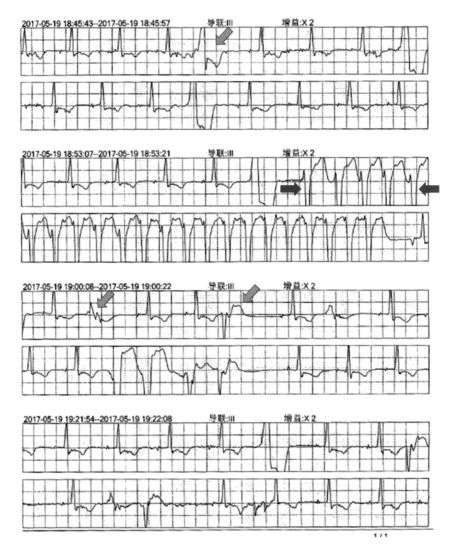

**病例16图5　动态心电图见多形性室性期前收缩（蓝色箭头），
非持续性室性心动过速（红色箭头）**

二、诊疗经过

结合超声、心脏磁共振等影像学检查，致心律失常性右心室心肌病诊断基本明确，建议患者完善基因检测，但患者拒绝。治疗以利尿、ACEI、β阻滞剂、螺内酯等抗心力衰竭药物为主，经治疗后患者气促缓解，可平卧，复查 NT-pro BNP 降至 5175pg/ml。入院后心电监测可见多形性室性期前收缩、非持续性室性心动过速，存在 ICD 植入指征，建议患者择期行 ICD 置入术，但患者拒绝。病情好转后于 2017 年 5 月 25 日出院。

出院诊断：

致心律失常性右室心肌病

　　频发室性期前收缩

　　非持续性室性心动过速

　　心功能Ⅲ级（NYHA 分级）

剖宫产术后

随访：该患者 2017 年 8 月、2017 年 9 月及 2018 年 1 月反复因再发心力衰竭于我院住院，每次予利尿、规范化心力衰竭药物治疗后好转，患者多次超声变化见病例 16 表 1，多次建议患者行 ICD 治疗，并建议完善基因检查，患者均拒绝。2018 年下半年电话随访中得知患者在家中晕厥，考虑心搏骤停，抢救后植物人状态，数周后去世。

病例16表1　患者历年来心脏彩超情况一览表

	右心室（mm）	左心房（mm）	左心室舒张末径（mm）	LVEF（%）	PH（mmHg）	
2004 年 1 月	41	27	55	27		
2014 年 10 月	65	32	48	50	30	
2015 年 6 月	65	31	48	48	30	
2016 年 11 月	52	30	55	40	25	孕 2 个月
2017 年 2 月	51	21	51	36	25	孕 6 个月
2017 年 4 月	55	29	61	34	35	孕 33 周
2017 年 5 月	54	34	54	32	24	
2017 年 8 月	54	29	56	32	27	
2017 年 9 月	55	23	58	30	35	
2018 年 1 月	50	33	62	31	34	

三、病例讨论

本例病例无疑是一个令人遗憾的病例。这名患者 18 岁起病，初始表现为全心扩大，左心功能下降为主，经过药物治疗后虽然右心病变进展，但左心功能好转，LVEF 一度恢复至 50%，但患者停药妊娠后，自妊娠 2 个月时超声即观察到左室 EF 值下降，并在孕晚期出现心力衰竭，产后患者拒绝 ICD 治疗，最终考虑死于心源性猝死。妊娠似乎是患者病情急转直下的一个转折因素。

致心律失常性右心室心肌病（ARVC）是一种导致心肌纤维脂肪替代的遗传性疾病。编码桥粒蛋白的基因发生基因突变，导致心室心肌容易出现心律失常和心力衰竭。根据 2010 年心律失常学会制定的 ARVC 诊断标准 [1]，此病例符合其中 2 条主要标准：①影像学标准：心脏磁共振右室 EDVi 265ml/m^2，RVEF 12%；②心电图可见去极化异常，V_2 导联可见 Epsilon 波。且患者同时存在左心功能不全，"致心律失常性右室心肌病（双心室型）"诊断明确。尽管 ARVC 已有几十年的历史，直到 2015 年，关于 ARVC 患者妊娠结局的数据非常少，仅限于少数病例报告，但近些年关于 ARVC 系列患者妊娠的结局日益得到重视。妊娠会导致显著的生理变化，对心肌造成过度的机械应力，但所有的回顾性研究表明，尽管心律失常和心力衰竭的风险很高，但这些 ARVC 患者的妊娠耐受性良好 [2]。怀孕期间的几个因素在保护心肌方面可能起着重要作用。首先妊娠的持续时间相对较长，血流动力学变化在几周到几个月的时间内逐渐发展，这让心脏有时间适应，而不是在锻炼期间承受剧烈的压力。此外，孕期雌激素等激素可能具有显著的心脏保护作用 [3]。外周血管在妊娠期间发生血管扩张，而不是在运动期间发生血管收缩，这会减轻心脏后负荷，并减轻心脏容量负荷。同时，怀孕也是一种生理免疫抑制状态。由于炎症在 ARVC 的进展中起主要作用，免疫功能受损可能是有益的。在妊娠晚期，调节性 T 细胞增多，同时可观察到 NK 和效应性 T 淋巴细胞的激活，这些可能会抑制 ARVC 患者心肌的进一步炎症进展 [2]。但本例患者对妊娠耐受性差，与查阅到的 ARVC 妊娠文献报道不相符。根据改良的 WHO 妊娠风

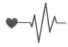

险分级[4]，此例患者属于 mWHO Ⅱ ~ Ⅲ 级，亦并非妊娠极高危患者。

吴灵敏[5]等回顾分析了自 1995 年 4 月到 2018 年 5 月期间北京阜外医院诊治的 157 名 ARVC 女性患者，分析显示 120 例患者共妊娠 224 次，其中 12 次发生心脏不良事件，包括晕厥 2 例（1.7%），持续性室性心动过速和心力衰竭各 1 例（0.8%）。有心脏事件的女性左心室射血分数较低（50.3 ± 2.7 vs 60.0 ± 7.3；$P = 0.004$）。产后 1 年随访心脏结构和功能未见明显改变。平均随访 8 年（1 ~ 32 年），36 名女性（22.9%）死亡。较早出现症状的年龄（HR：1.046；95% CI：1.017 ~ 1.075；$P = 0.002$）和 LVEF 降低（HR：1.127；95% CI：1.001 ~ 1.154；$P = 0.041$）增加了全因死亡的风险，但妊娠本身未显示出对生存的负面影响。提示 ARVC 中，妊娠似乎是可以接受的，但 LVEF 的降低将增加怀孕的风险，并与较差的长期生存有关。

本例患者较早（18 岁）出现心力衰竭症状，LVEF 相对低，妊娠早期即观察到左室 EF 下降，孕后期出现心力衰竭，且产后左心功能未能恢复。符合既往研究观察分析。再次回看此例病例，本例 ARVC 患者为双心室累及，且初始发病时表现为左室功能下降为主，并不仅仅累及右室，ARVC 的系列病例回顾可能无法真实反映此类合并左室功能受损患者对妊娠的耐受性，或许我们应该换一个思路，从已恢复的扩张型心肌病着手来探讨此类 ARVC 患者妊娠的安全性。2021 年欧洲心脏病学会围生期心肌病研究小组心力衰竭协会的立场声明：计划怀孕或在怀孕期间 / 之后分娩的心肌病 / 心力衰竭妇女的风险分层和管理[6]中对于扩张型心肌病患者妊娠耐受性中提及："扩张型心肌病患者接受药物规范化治疗后，可能表现出左室收缩功能的明显改善甚至完全恢复。然而，此类左心功能改善的妇女对怀孕的耐受性很差，有可能导致左室功能显著恶化（取决于左室功能障碍的残余严重程度）。"此外，欧洲妊娠和心脏病登记处（ROPAC）的数据[7]同样显示，所有心脏呈扩张相的心肌病患者，即使射血分数相对保留，也属于妊娠高风险。

产妇心脏病已成为安全孕产和妇女长期心血管健康的主要威胁。目前，患有先天性心脏病和获得性心脏病妇女的妊娠率呈上升趋势，所以如何识别妊娠高危妇女益加重要。单纯 ARVC 患者，根据既往回顾性研究显示对妊娠耐受性良好，但是如果如同此例患者存在左室受累——左室扩张、EF 下降，则需要重新谨慎评估其妊娠耐受性。通过此例患者的遗憾结局，我们还可以看到我国患者的健康教育仍任重而道远。本例年轻女性患者，如果接受 ICD 治疗，即使妊娠导致其心功能下降，也许可避免产后不足 1 年死亡这一惨痛结局。

（郭文玉）

参考文献

[1]Marcus FI, McKenna WJ, Sherrill D, et al.Diagnosis of arrhythmogenic right ventricular cardiomyopathy/dysplasia: proposed modification of the Task Force Criteria[J].Eur Heart J, 2010, 31(7): 806–814.

[2]Khosla J, Golamari R, Cai A, et al.Evidence–based management of arrhythmogenic right ventricular cardiomyopathy in pregnancy[J].Future Cardiol, 2021, 17(4): 693–703.

[3]Iorga A, Cunningham CM, Moazeni S, et al.The protective role of estrogen and estrogen receptors in cardiovascular disease and the controversial use of estrogen therapy[J].Biol Sex Differ, 2017, 8(1): 33.

[4]European Society of Gynecology(ESG), Association for European Paediatric Cardiology (AEPC), German Society for Gender Medicine(DGesGM), et al.ESC Guidelines on the management of cardiovascular diseases during pregnancy: the task force on the management of cardiovascular diseases during pregnancy of the European Society of Cardiology(ESC)[J].Eur Heart J, 2011, 32(24): 3147–3197.

[5]Wu L, Liang E, Fan S, et al.Effect of Pregnancy in Arrhythmogenic Right Ventricular Cardiomyopathy[J].Am J Cardiol, 2020, 125(4): 613–617.

[6]Karen Sliwa, Peter van der Meer, Mark CP, et al.Risk stratification and

management of women with cardiomyopathy/heart failure planning pregnancy or presenting during/after pregnancy: a position statement from the Heart Failure Association of the European Society of Cardiology Study Group on Peripartum Cardiomyopathy[J].European Journal of Heart Failure, 2021, 23(4): 527–540.

[7]Roos–Hesselink J, Baris L, Johnson M, et al.Pregnancy outcomes in women with cardiovascular disease: evolving trends over 10 years in the ESC Registry Of Pregnancy And Cardiac disease (ROPAC)[J].European Heart Journal, 2019, 40(5): 3848–3855.

自身免疫疾病合并主动脉瓣关闭不全

一、病历摘要

患者男性，62岁，身高165cm，体重50kg，BMI 18.3。主诉"胸闷气促1年，加重1个月"于2021年11月17日19：00入院。

现病史： 患者于1年前无诱因活动时出现胸闷气促，休息后可缓解，未进一步诊治。1个月前上述症状逐渐加重，伴剑突下隐痛，与活动无明显相关，持续数小时缓解，无背痛、恶心、呕吐等，双下肢间断水肿，并逐渐出现夜间不能平卧，坐起后可缓解。当地医院查脑钠肽610pg/ml，谷丙转氨酶397U/L，谷草转氨酶121U/L。心脏超声提示左心、右房大（左房41mm、左室舒张末径57mm、右房42mm），左室后壁运动减弱，二尖瓣中度反流，射血分数38%。胸腹盆CT平扫提示双上肺陈旧性肺结核可能，双侧胸腔积液（右侧80mm，左侧微量），腹腔及盆腔少量积液。诊断"扩张型心肌病、心力衰竭、肝功能损害"，予对症平喘、利尿、强心等治疗好转，但仍反复气促。近1个月因心力衰竭发作住院3次（其中1次因肺部感染）。此次为进一步诊治入院。

既往史及个人史： 陈旧性肺结核50余年，自诉已治愈；有肺部结节病史，具体不详。余无特殊。近3～4年有反复口腔阿弗他溃疡，伴生殖器溃疡，局部疼痛，且不易愈合。

入院查体： 体温36.3℃，脉搏81次/分，呼吸20次/分，血压132/56mmHg。神志清楚，对答切题，颈静脉无怒张。双肺呼吸音粗，未闻及明显干湿性啰音。心律齐，主动脉瓣听诊区闻及3/6级舒张期杂音。腹软，无压痛、反跳痛，肝脾肋下未扪及。双下肢中度水肿。

入院诊断：

心肌病待查

　　扩张型心肌病可能性大

　　　　左心扩大

　　　　心力衰竭

　　　　心功能Ⅳ级（NYHA 分级）

多浆膜腔积液

肝功能损害

陈旧性肺结核

入院后辅助检查：

1．抽血化验

血常规：白细胞计数 6.67×10^9/L，中性粒细胞百分比 59.8%，血红蛋白 147g/L，血小板计数 227×10^9/L。

肝功能：γ 谷氨酰转肽酶 107U/L ↑，总胆红素 15.3μmol/L，直接胆红素 11.7μmol/L ↑，间接胆红素 3.6μmol/L，余项目正常。

血脂：总胆固醇 6.04mmol/L ↑，甘油三酯 0.84mmol/L，高密度脂蛋白胆固醇 1.45mmol/L，低密度脂蛋白胆固醇 4.27mmol/L ↑。

超敏 C 反应蛋白 83.62mg/L ↑。NT-pro BNP 11 713pg/ml ↑。糖化血红蛋白 6.11%。

铁五项：铁饱和度 17%，铁蛋白 604.84ng/ml。

免疫球蛋白 IgA 4.73g/L ；血沉 81mm/h。

结核：结核杆菌抗体（ - ），T-SPOT（ + ）; TORCH : TOX-IgG 抗体（ - ），IgM（ - ）; RV-IgG 抗体（ + ），IgM 抗体（ - ）; CMV-IgG 抗体（ + ），IgM 抗体（ - ）; HSV-I-IgG 抗体（ + ），IgM 抗体（ - ）; HSV-II-IgG 抗体（ - ），IgM 抗体（ - ）; EBV : DNA（ - ），抗体（ - ）; HLA-B51 阳性。

二便常规、肾功能、电解质、高敏肌钙蛋白、凝血功能、甲状腺功能、降钙素原、抗 "O"、类风湿因子、抗 dsDNA、抗核抗体谱、血管炎抗体谱及血清、尿蛋白电泳、梅毒抗体等结果无异常。

2. 心电图 提示窦性心动过速,心率 102 次/分,R 波递增不良(病例 17 图 1)。

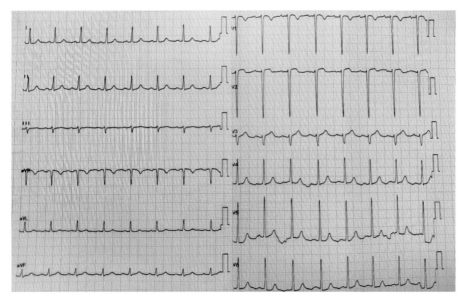

病例17图1 入院心电图

3. 心脏超声 提示主动脉瓣脱垂、中重度反流,二尖瓣中度反流,左心扩大(左心房 36mm、左心室舒张末径 56mm),室壁运动幅度稍减低,左室整体收缩功能减低,射血分数 52%(病例 17 图 2)。

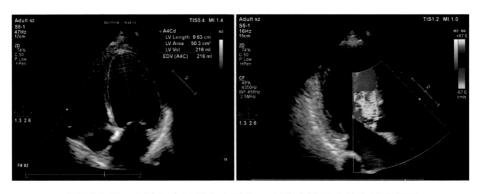

病例17图2 心脏超声提示左心扩大、主动脉瓣脱垂并中重度反流

4. 冠状动脉CT成像　提示左优势型，冠状动脉粥样硬化，前降支近段、第一对角支管壁增厚，管腔轻度狭窄；中段浅肌桥，管腔轻度狭窄；回旋支中段及钝缘支起始处管壁增厚，管腔轻度狭窄；后降支钙化斑块，管腔轻度狭窄。主动脉改变，需除外大动脉炎可能；左冠窦瘘可能（病例 17 图 3）。

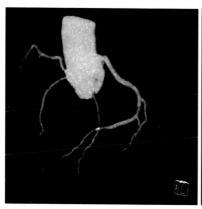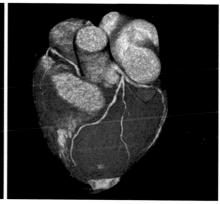

病例17图3　冠状动脉CT成像及三维重建图

5. 心脏磁共振　提示主动脉瓣重度关闭不全，左冠瓣形态不规则、局部缺损；二尖瓣轻 – 中度关闭不全；左心扩大，左室心肌过度小梁化，左心功能减低。延迟强化未见异常。主动脉壁较均匀增厚，炎性改变可能（病例 17 图 4）。

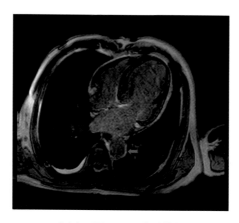

病例17图4　心脏磁共振

6. 全主动脉 CT 成像　提示主动脉升、弓、降部及弓上分支血管增厚，考虑主动脉炎可能。双肺陈旧病灶，请结合临床病史。双侧肾动脉未见明显异常（病例 17 图 5）。

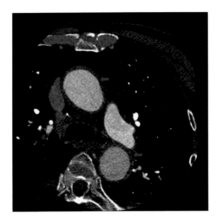

病例17图5　全主动脉CT成像提示主动脉炎可能

7. 其他检查结果　颈部血管超声：双侧颈动脉窦部粥样硬化斑块形成，未见狭窄。四肢血管超声：双下肢动脉：深动脉粥样硬化斑块形成；左侧腘动脉内低回声，考虑动脉次全闭塞；右侧股浅动脉狭窄。双下肢深静脉：未见异常。双上肢深动脉、深静脉：未见异常。

二、诊疗经过

患者以胸闷、气促伴夜间呼吸困难为主要表现，查 NT-pro BNP 明显升高，心脏超声见左室扩大，左室整体收缩功能减低，LVEF 52%，因此心力衰竭诊断明确。治疗以利尿、控制心率、改善心室重构等抗心力衰竭药物为主，予托拉塞米 40mg 1 次 / 日、螺内酯 20mg 1 次 / 日、美托洛尔 47.5mg 1 次 / 日、达格列净 10mg 1 次 / 日、沙库巴曲缬沙坦 50mg 2 次 / 日等。并辅以他汀降脂。

冠状动脉 CT 成像未见冠状动脉狭窄或闭塞病变，可排除缺血性心肌病。结合超声、心脏磁共振等影像学检查，患者主动脉瓣脱垂并中 - 重度反流为导致心力衰竭的原因，全主动脉 CT 成像见动脉炎表现，超敏 C 反应蛋白、血沉等炎症指标升高，因此我们考虑不能除外自身免疫性疾病累及主动脉瓣。患者化验见抗 "O"、类风湿因子、抗 dsDNA、抗核抗体谱、血管炎抗体谱及血清、尿蛋白电泳等结果无异常，基本除外常见风湿免疫性疾病。反复追问患者病史，告知近 3 ~ 4 年来有反复口腔及生殖器溃疡，且不易愈合（病例 17 图 6）。遂行针刺试验（±），考虑不除外白塞病可能。进一步请外院风湿科会诊，认为考虑诊断白塞病，治疗上加用激素＋免疫抑制剂：醋酸泼尼松片 50mg 1 次 / 日，环磷酰胺片 100mg 隔日一次，建议待白塞病控制后可考虑行外科手术治疗瓣膜病变。经以上治疗，患者病情逐渐稳定，于 2021 年 12 月 3 日出院。

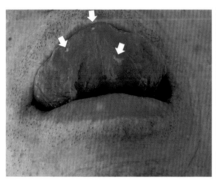 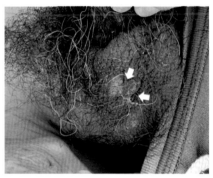

病例17图6　口腔及生殖器溃疡

出院诊断：

白塞病

　　主动脉瓣脱垂

　　主动脉瓣中重度关闭不全

　　主动脉炎

　　左心扩大

　　心力衰竭

　　心功能Ⅳ级（NYHA 分级）

冠状动脉粥样硬化

高脂血症

颈动脉粥样硬化

下肢动脉粥样硬化

左侧股浅动脉狭窄

陈旧性肺结核

随访：该患者于 2021 年 12 月 31 日门诊就诊，复查 NT-pro BNP 3622pg/ml。2022 年 2 月 18 日复查心脏超声：主动脉瓣脱垂、中 - 重度反流，左心扩大（左心房 32mm、左心室舒张末径 59mm），二尖瓣轻中度反流，LVEF 52%，泼尼松减量至 30mg 1 次 / 日。2022 年 3 月 25 日门诊随访泼尼松已减量至 15mg 1 次 / 日。随诊过程中患者无明显活动后胸闷气促，心力衰竭病情较为稳定，未再住院，患者拒绝进一步外科手术处理主动脉瓣脱垂，继续门诊随访。

三、病例讨论

本病例最为明显的特征为主动脉瓣脱垂并中 - 重度反流导致心力衰竭。常见主动脉瓣脱垂的原因包括主动脉瓣二叶畸形、主动脉根部扩张、风湿性心脏病、感染性心内膜炎等。因自身免疫疾病累及主动脉瓣而引起脱垂，是较为少见的原因。临床上以心血管症状为主要表现的自身免疫疾病，诊断上存在一定难度，容易误诊为风湿性心脏病。本病例的关键线索为全主动脉 CT 成像见动脉炎表现，超敏 C 反应蛋白、血沉等炎症指标升高，才使得诊断往自身免疫性疾病累及主动脉瓣的方向上转变。引起主动脉瓣脱垂，可能的自身免疫疾病包括：强直性脊柱炎、Churg-Strauss 综合征、白塞病、Ehlers-Danlos 综合征（先天性结缔组织发育不全综合征）、Takayasu 血管炎及原发性抗磷脂综合征等。

白塞病（Behcet disease）又称白塞氏综合征（Behcet syndrome），最早于 1937 年由土耳其皮科医生 Behcet 产生报告，是一种全身多个系统受累的血管炎性疾病，但各系统及器官病损发生的时间先后不同，临床表现复杂多样，并以无法预测的复发和缓解交替为特征。该病在世界范围内有较大的地域差异，中东、远东、地中海地区发病率较高，故被称为"丝绸之路病"。本病例中，患者是以主动脉瓣脱垂、主动脉炎为首发表现，经过详细问诊及检查后才最终明确为白塞病累及主动脉瓣。

　　该病可累及大中小动静脉，主动脉瓣病损、反流是最常见的瓣膜病变，余累及主动脉者可表现为动脉瘤、假性动脉瘤及主动脉破裂、头臂动脉狭窄等。血管的病理可表现为淋巴浆细胞浸润、中性粒细胞、组织细胞、嗜酸性粒细胞，偶可见巨细胞、黏液样变性、局灶性坏死和纤维化增厚等[1]。复发性口腔、生殖器溃疡通常是首发且最常出现的症状，而累及眼部（葡萄膜炎、视网膜血管炎等）、血管（血栓形成、静脉炎等）和神经系统较为少见，但通常病情较严重，余可累及关节、胃肠道等[2]。目前白塞病的发病机制暂不明确，较为公认的是遗传因素（HLA–B51、TLR4 等）和环境因素（链球菌、分枝杆菌等）共同作用引发自身免疫反应，在 T 细胞和 B 细胞等作用下引起组织损伤[3]。

　　诊断方面，2014 年由来自 27 个国家的学者组成的白塞病国际研究小组对 1990 年诊断 / 分类标准进行修订后提出了新的 ICBD 国际诊断 / 分类标准（病例 17 表 1）。若患者得分 ≥ 4 分，则被诊断患有白塞病，该标准的敏感度和特异性分别为 94.8% 和 90.5%[4]。在本病例中，患者有口腔及生殖器溃疡、血管损害，评分为 5 分，诊断白塞病较明确。

病例17表1　2014年白塞病ICBD国际诊断/分类标准

症状 / 体征	评分
眼部病变（前葡萄膜炎、后葡萄膜炎、视网膜血管炎）	2
生殖器溃疡	2
口腔溃疡	2
皮肤病变（结节性红斑、假性毛囊炎）	1
神经系统表现	1
血管受累（动静脉血栓、静脉炎或浅静脉炎）	1
针刺试验阳性*	1

　　注意：针刺试验是可选项，主要评分系统不包括针刺试验。如果进行了针刺试验，且结果为阳性，则额外加 1 分。

疾病活动度方面，多采用 2006 年白塞病国际研究协会制定的白塞病近期活动量表（BDCAF），评价内容包括：头痛、口腔溃疡、生殖器溃疡、皮肤损害、关节痛、关节炎、恶心/呕吐/腹泻、腹泻伴血便、眼部受累、神经系统受累及大血管受累，根据患者过去 4 周是否存在上述症状进行评分，无则评 0 分，有则评 1 分，满分为 12 分，该患者的疾病活动评分为 3 分。

　　治疗方面，白塞病目前尚无公认的有效根治药物，主要目标是迅速抑制炎症，延缓疾病进展，防止复发及不可逆的器官损伤。若累及动脉，通常一线治疗为激素加环磷酰胺等免疫抑制剂，二线治疗可考虑 TNF-α 抑制剂（如英夫利昔单抗）[5]。对存在严重主动脉瓣关闭不全且有临床症状的患者，不应拖延手术时机。主动脉瓣置换术为常用的外科治疗手段，目前主要应用主动脉瓣人工血管升主动脉替换术（Bentall）或改良的 Bentall 术（带瓣同种异体或人造血管），可减轻瓣膜对瓣环的直接牵拉，减少瓣周漏的发生。手术应尽可能选在病情稳定期，否则容易发生吻合口假性血管瘤形成、吻合口/瓣周漏等术后并发症。术前及术后均应使用激素、免疫抑制剂以减少术后并发症[6, 7]。

　　需要特别指出的是，在我国 2021 年白塞综合征诊疗规范中提到，瓣膜病变起病通常较为隐匿，可以在白塞病典型症状之前出现，常导致漏诊或误诊，临床上不乏看到心脏病变多次瓣膜置换术后发生瓣周漏、瓣膜脱落等严重并发症才确诊的病例[7]。曾有新加坡学者报道过 1 例继发于白塞病的主动脉瓣重度反流，该患者是一名 37 岁的男性，心脏超声测得射血分数为 35%，并证实主动脉窦部增宽（29mm）、升主动脉扩张（46mm）及主动脉瓣重度反流，随后他们进行了主动脉瓣机械瓣置换术。术中发现升主动脉周边有粘连，主动脉壁亦有增厚，考虑主动脉炎可能，术后详细询问病史及查体发现患者有反复口腔及生殖器溃疡病史，且实验室检查发现 C 反应蛋白增高及血沉增快，结合溃疡病史诊断白塞病较为明确。随后患者接受了激素治疗，C反应蛋白及血沉均有下降，但该患者可能面临再次接受主动脉瓣换瓣手术的风险[8]。可以发现，从实验室检查和临床表现方面，该病例与我们这例患者非常相似，不同之处在于我们从蛛丝马迹中及时发现异常，并完善进一步的检查证实白塞病诊断，且进行了相应的激素和免疫抑制剂治疗。所以对于主动脉瓣重度反流的患者，尤其是实验室检查发现无法解释的炎性指标升高时，应当考虑到主动脉瓣病变可能继发于自身免疫性疾病可能，应当对患者进行详细而全面的查体，避免漏诊及误诊的发生。

（孙丽娜　徐 验）

参考文献

[1]Grygiel-Górniak B, Oduah MT, Olagunju A, et al.Disorders of the Aorta and Aortic Valve in Connective Tissue Diseases[J].Curr Cardiol Rep, 2020, 22 (8): 70.

[2]Yazici H, Seyahi E, Hatemi G, et al.Behçet syndrome: a contemporary view[J]. Nat Rev Rheumatol, 2018, 14(2): 107-119.

[3]Rodríguez-Carrio J, Nucera V, Masala IF, et al.Behçet disease: From pathogenesis to novel therapeutic options[J].Pharmacol Res, 2021, 167: 105593.

[4]International Team for the Revision of the International Criteria for Behçet's Disease (ITR-ICBD).The International Criteria for Behçet's Disease(ICBD): a collaborative study of 27 countries on the sensitivity and specificity of the new criteria[J].J Eur Acad Dermatol Venereol, 2014, 28(3): 338-347.

[5]Alpsoy E, Bozca BC, Bilgic A.Behçet Disease: An Update for Dermatologists[J].Am J Clin Dermatol, 2021, 22(4): 477-502.

[6]Kone-Paut I, Barete S, Bodaghi B, et al.French recommendations for the management of Behçet's disease[J].Orphanet J Rare Dis, 2021, 16(Suppl 1): 352.

[7] 郑文洁，张娜，朱小春，等．白塞综合征诊疗规范 [J]. 中华内科杂志，2021，60（10）：860-867.

[8]Tham YC, Sin YK.Missed diagnosis of Behçet disease causing aortic regurgitation[J].Asian Cardiovasc Thorac Ann, 2016, 24(2): 167-168.

冠状动脉心肌桥疑致急性心肌梗死

一、病历摘要

患者女性，48 岁，身高 158cm，体重 65kg，BMI 26.0。主诉"劳力性胸闷 2 个月，胸痛 13 小时"于 2021 年 6 月 3 日 23：27 入院。

现病史：患者于 2 个月前开始出现劳力性胸闷，呈心前区压迫感，活动停止后可缓解，不伴汗出、心悸、黑矇、晕厥、恶心、呕吐等不适，曾于 2021 年 4 月 15 日入我院，冠状动脉 CT 成像检查提示"冠状动脉粥样硬化改变，回旋支近段轻度狭窄，前降支中段心肌桥形成，右冠状动脉近段轻微狭窄"，予口服氯吡格雷、曲美他嗪、氨氯地平、阿托伐他汀等药物治疗，上述症状好转而出院。出院后患者规律服药，无明显胸闷不适。2021 年 6 月 3 日上午 11：00 左右患者无明显诱因突发心前区压榨样痛，伴恶心，呕吐胃内容物 1 次，胸痛持续不能缓解，下午 18：00 左右至我院急诊就诊，19：30 首份心电图（病例 18 图 1）提示窦性心律，Ⅰ、aVL、V6 导联 ST 段轻度下移，高敏肌钙蛋白 T 0.339ng/ml ↑，高敏肌钙蛋白 I 2.906ng/ml，D 二聚体阴性。22：35 复查心电图（病例 18 图 2）提示窦性心律，V_1 ~ V_5 导联 ST 段稍抬高，V_1 ~ V_3 导联 T 波倒置，遂行急诊冠状动脉造影，术后收入院。

既往史及个人史：高血压病史 6 年余，收缩压最高 160mmHg，规律服用硝苯地平缓释片。半年前检查发现脂肪肝、高脂血症，口服阿托伐他汀。平素月经规律、正常，末次月经 2021 年 5 月 10 日。

入院前辅助检查：

1. 抽血化验

血常规：白细胞计数 15.51×10^9/L ↑，中性粒细胞百分比 85.4% ↑，血

红蛋白 147g/L，血小板计数 325×10^9/L。

高敏肌钙蛋白 I 2.906ng/ml ↑，高敏肌钙蛋白 T 0.339ng/ml ↑。NT-pro
BNP 520.2pg/ml ↑。肝肾功能、电解质、D 二聚体、超敏 C 反应蛋白等结果
无异常。

2. 急诊心电图　首份心电图提示窦性心律，Ⅰ、aVL、V_6 导联 ST 段轻
度下移（病例 18 图 1）。随后复查心电图见 $V_1 \sim V_5$ 导联 ST 段稍抬高，$V_1 \sim$
V_3 导联 T 波倒置（病例 18 图 2）。

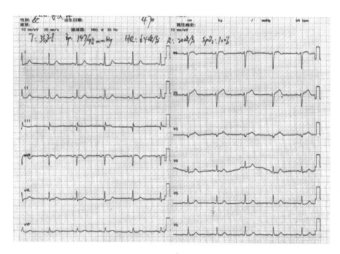

病例18图1　入院首份心电图

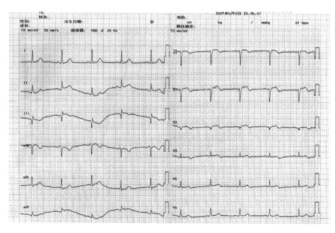

病例18图2　复查心电图见前壁导联ST段稍抬高

3. 床旁心脏超声　提示各房室腔内径正常范围，各瓣膜结构及活动未见异常，二、三尖瓣轻度反流，室间隔心尖段及部分中段稍变薄，运动减弱，LVEF 58%。

回顾患者第一次住院主要检查化验结果：

1. 冠状动脉 CT 成像　冠状动脉呈右右优势型，左主干未见明显狭窄；前降支近段未见明显狭窄，中段部分走行于心肌内，显影模糊，远段及第 1 对角支未见明显狭窄；回旋支近段见非钙化斑块，管腔轻度狭窄，中段及第 1 钝缘支未见明显狭窄；右冠状动脉近段见非钙化斑块，管腔轻微狭窄，中远段及后降支未见明显狭窄。左心房室形态大小未见异常（病例 18 图 3）。

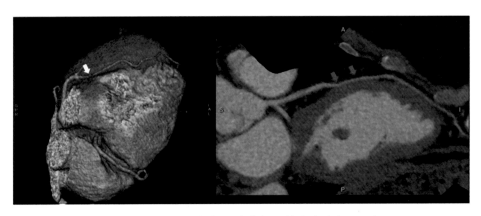

病例18图3　冠状动脉CT成像提示前降支中段心肌桥

2. 心脏超声　提示心脏结构、功能及血流等未见异常，LVEF 62%。

3. 心电图　提示窦性心律，正常心电图（病例 18 图 4）。

4. 血脂　总胆固醇 4.22mmol/L，甘油三酯 1.72mmol/L ↑，高密度脂蛋白胆固醇 1.19mmol/L，低密度脂蛋白胆固醇 2.79mmol/L。

入院查体：体温 36.5 ℃，心率 63 次 / 分，血压 116/52mmHg，呼吸 19 次 / 分。神清，无口唇发绀，颈静脉无充盈怒张，双肺呼吸音清，未闻及干湿性啰音。心律齐，心界不大，未闻及病理性杂音。腹软无压痛。双下肢无水肿。

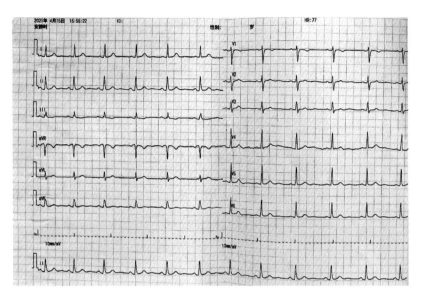

病例18图4　第一次入院心电图无明显异常

入院诊断：

急性 ST 段抬高型前壁心肌梗死

　　冠状动脉性心脏病

　　前降支心肌桥

　　心功能 I 级（Killip 分级）

高血压病 2 级（极高危）

冠状动脉粥样硬化

高脂血症

脂肪肝

入院后辅助检查：

1. 抽血化验

血常规：白细胞计数 13.93×10^9/L ↑，中性粒细胞百分比 78.4% ↑，血红蛋白 142g/L，血小板计数 340×10^9/L。

高敏肌钙蛋白 I 27.812ng/ml ↑，高敏肌钙蛋白 T 2.140ng/ml ↑。NT-pro BNP 877.6pg/ml ↑。

肝肾功能、电解质、高敏肌钙蛋白、NT-pro BNP、超敏 C 反应蛋白、糖化血红蛋白、甲状腺功能等结果无异常。

2. 床旁心脏超声　见室间隔心尖段及部分中段变薄，运动减弱，LVEF 52%，其余大致同前。

3. 床旁胸片　未见明显异常。

二、诊疗经过

该患者为中年女性，存在高脂血症、高血压等心血管危险因素，在第一次住院期间已行冠状动脉 CT 成像检查未见严重狭窄或闭塞病变，发现前降支中段心肌桥。此次因突发胸痛再次入院，肌钙蛋白明显升高，心电图见 ST-T 动态演变，心脏超声见节段性室壁运动减弱，因此急性前壁心肌梗死诊断明确，但急诊冠状动脉造影检查见前降支中段心肌桥，收缩期压迫 90%，冠状动脉其余各支内膜光滑，未见斑块影（病例 18 图 5），梗死原因很大可能为心肌桥所致，但不能除外冠状动脉痉挛引起，治疗主要以阿司匹林及氯吡格雷双联抗血小板，β 受体阻滞剂及地尔硫卓控制心率、解痉，以及降脂、降压、改善预后等为主。

药物治疗 1 周后，行心脏磁共振检查提示前降支中段局部穿行于浅肌层，管腔显影模糊，不排除局部管腔重度狭窄，其余节段冠状动脉管腔未见明显狭窄；室间隔远段、下壁远段及邻近心尖部收缩运动相对减弱，延迟强化见室间隔中、远段肌壁间斑片状异常强化，室间隔远段至心尖部心内膜下半透壁强化，考虑心肌缺血改变（病例 18 图 6）。考虑患者梗死原因很大可能为心肌桥所致，建议完善冠状动脉腔内影像学检查及功能学评估，但患者拒绝。后续请外科会诊，认为存在外科手术指征，建议择期手术，但患者及家属拒绝，要求药物保守治疗为主。最后患者病情好转，于 2021 年 6 月 21 日出院。住院期间相关指标演变趋势如下（病例 18 图 7）。

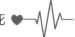

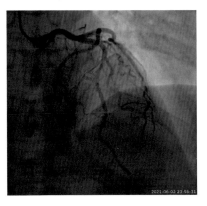

病例18图5 冠状动脉造影提示前降
支中段斑块伴心肌桥，收缩期压迫90%

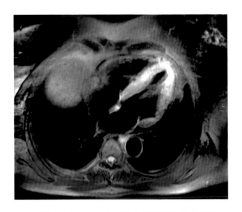

病例18图6 心脏磁共振考虑心肌
缺血性改变

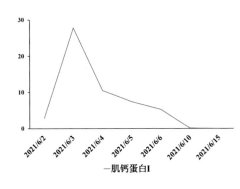

—肌钙蛋白I

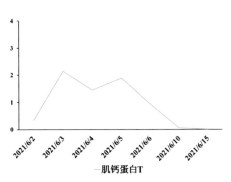

—肌钙蛋白T

病例18图7 住院期间患者肌钙蛋白的变化趋势

出院诊断：

急性 ST 段抬高型前壁心肌梗死

　冠状动脉性心脏病

　前降支心肌桥

　心功能 I 级（Killip 分级）

高血压病 2 级（极高危）

冠状动脉粥样硬化

高脂血症

脂肪肝

随访：出院后患者规律我院门诊随诊，未再诉胸闷、胸痛不适。

三、病例讨论

心外膜冠状动脉在走行中，可有不同长度的节段走行于室壁心肌纤维之间，该部分心肌（厚度至少＞1mm）称为心肌桥（Myocardial Bridging），在心肌内运行的动脉称为壁冠状动脉。真实世界中心肌桥的发生率并不明确，尸检发现平均约 1/3 的成年人存在心肌桥[1]，根据检查方法的不同而差别很大，冠状动脉造影的检出率为 2%～6%，冠状动脉 CT 成像的检出率则为19%～22%[2, 3]。心肌桥最常见于前降支[4]，但也有见于其他冠状动脉的。

过去，心肌桥被认为是一种完全良性的现象，这是因为冠状动脉的血供主要来自舒张期，而心肌桥是以收缩期动脉受压为主要特征。然而，实际情况更为复杂，解剖和生理因素相互作用，会引起一系列的心脏事件，如心绞痛、心肌缺血、心肌梗死、心功能不全等[5]。近年来国内外报道的心肌桥合并急性心肌梗死或急性冠脉综合征病例越来越多，表现为发病年轻化、症状不典型的特点。本例患者疑似单纯心肌桥引起的急性心肌梗死，遗憾的是患者未同意行进一步冠状动脉腔内影像学检查及功能学评估。

目前认为心肌桥导致心肌缺血的机制包括：①心肌桥对壁冠状动脉的挤压作用：与动脉粥样硬化斑块导致的固定管腔狭窄不同，心肌桥对壁冠状动脉的挤压是一个动态过程，并且与心率、交感神经张力相关。冠脉血管内超声检查发现收缩期受挤压的管腔在舒张期内恢复延迟的现象[6]，阻碍了早期舒张期快速充血，这在心率增快、交感神经张力增加的情况下更为明显；②"分支窃血"作用：当血液在收缩期末期/舒张期早期流经壁冠状动脉时，挤压增加流速，由于文丘里效应，远端下级分支的灌注压可降低[7]；③致动脉粥样硬化作用：尸检发现粥样硬化通常不发生在壁冠状动脉段和壁冠状动脉远端部分，而容易在壁冠状动脉近端发生[8]，这是因为血流通过壁冠状动脉时，由于桥近端血流速度减慢，剪切应力降低，造成桥近端血管内膜增生，形成动脉粥样硬化[9, 10]；④冠状动脉痉挛：心肌桥人群中壁冠状动脉的收缩反应性更高，冠状动脉痉挛的发生比例高于无心肌桥的患者[11]。

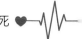

一般认为，当心肌桥厚度在 1 ~ 2mm 多为无症状，但心肌桥厚度≥2mm 或壁冠状动脉长度≥2.5cm 时，可出现心肌缺血相关的胸痛、胸闷、心悸等症状，甚至引起一系列的心脏事件，如心绞痛、心肌缺血、心肌梗死、心功能不全等[5、12、13]。症状性心肌桥的治疗当前缺乏指南建议。当无明确心肌缺血证据时（如运动负荷试验出现明显 ST 段下移、心肌负荷核素显像出现充盈缺损），无须手术干预或药物对症治疗。β 受体阻滞剂通常被认为是一线治疗药物，钙拮抗剂在有 β 受体阻滞剂禁忌证时首选。伊伐布雷定由于其降低心率的能力，或可作为二线药物，用于无法耐受 β 受体阻滞剂 / 钙通道阻滞剂的患者，以及使用 β 受体阻滞剂 / 钙通道阻滞剂进行最大耐受治疗但心率仍未得到充分控制的患者。血管扩张剂如硝酸酯类药物，在心肌桥患者中使用时要特别小心，已被证明会加重收缩期狭窄以及加重临床症状[14]。此外，鉴于心肌桥具有致动脉粥样硬化作用，对于合并的心血管危险因素，也需要积极治疗。

内科介入治疗的结果不尽人意，因为心肌桥对于支架段动脉的压迫，冠状动脉穿孔、支架断裂和支架内血栓形成的风险可能增加，有报道称心肌桥患者支架置入后 1 年内裸金属支架再狭窄率为 36% ~ 75%，药物洗脱支架为 18% ~ 25%[15]。外科手术治疗尽管有创，却是症状性心肌桥最有效的治疗方法，包括冠状动脉旁路移植术和心肌桥切开术。对于心肌桥长度＞25mm 或厚度＞5mm 的患者，心肌桥切开术有可能导致心脏破裂、出血及动脉瘤形成的风险；而冠状动脉旁路移植术由于没有解决壁冠状动脉的持续受压，有可能出现竞争性血流导致闭塞的风险，但当前尚未有证据表明术后发生桥血管闭塞的情况[16]。本例患者主诉反复劳力性胸闷，且早于第一次住院经 CT 检查发现心肌桥，予钙拮抗剂、改善心肌代谢等治疗，仍然发生了心肌梗死而再次住院，治疗上我们建议行外科手术治疗，可惜患者及家属拒绝，因此药物治疗上，予 β 受体阻滞剂联合钙拮抗剂，滴定至最大耐受剂量控制心率，患者未再出现不适，后续随访中病情稳定。

（郭文钦　钟新波）

参考文献

[1]Mohlenkamp S, Hort W, Ge J, et al.Update on myocardial bridging[J]. Circulation, 2002, 106(20): 2616–2622.

[2]Hostiuc S, Negoi I, Rusu MC, et al.Myocardial bridging: a meta–analysis of prevalence[J].J Forensic Sci, 2018, 63: 1176–1185.

[3]Roberts W, Charles SM, Ang C, et al.Myocardial bridges: a meta–analysis[J]. Clin Anat, 2021, 34(5): 685–709.

[4]Cicek D, Kalay N, Muderrisoglu H.Incidence, clinical characteristics, and 4–year follow–up of patients with isolated myocardial bridge: a retrospective, single–center, epidemiologic, coronary arteriographic follow–up study in southern Turkey[J]. Cardiovasc Revasc Med, 2011, 12(1): 25–28.

[5]Mohlenkamp S, Hort W, Ge J, et al.Update on myocardial bridging[J]. Circulation, 2002, 106(20): 2616–2622.

[6]Klues HG, Schwarz ER, vom Dahl J, et al.Disturbed intracoronary hemodynamics in myocardial bridging: early normalization by intracoronary stent placement[J].Circulation, 1997, 96: 2905–2913.

[7]Lin S, Tremmel JA, Yamada R, et al.A novel stress echocardiography pattern for myocardial bridge with invasive structural and hemodynamic correlation[J].J Am Heart Assoc, 2013, 2(2): e000097.

[8]Ishikawa Y, Akasaka Y, Suzuki K, et al.Anatomic properties of myocardial bridge predisposing to myocardial infarction[J].Circulation, 2009, 120(5): 376.

[9]Nakaura T, Nagayoshi Y, Awai K, et al.Myocardial bridging is associated with coronary atherosclerosis in the segment proximal to the site of bridging[J].J Cardiol, 2014, 63(2): 134–139.

[10]Samady H, Eshtehardi P, Mcdaniel MC, et al.Coronary artery wall shear stress is associated with progression and transformation of atherosclerotic plaque

and arterial remodeling in patients with coronary artery disease[J].Circulation, 2011, 124(7): 779–788.

[11]Kim JW, Park CG, Suh SY, et al.Comparison of frequency of coronary spasm in Korean patients with versus without myocardial bridging[J].Am J Cardiol, 2007, 100(7): 1083–1086.

[12]Sternheim D, Power DA, Samtani R, et al.Myocardial Bridging: Diagnosis, Functional Assessment, and Management: JACC State–of–the–Art Review[J].J Am Coll Cardiol, 2021, 78(22): 2196–2212.

[13]Zhu C, Wang S, Cui H, et al.Associations of myocardial bridging with adverse cardiac events: a meta–analysis of published observational cohort studies involving 4, 556 individuals[J].Ann Transl Med, 2020, 8(6): 369.

[14]Ge J, Erbel R, Görge G, et al.High wall shear stress proximal to myocardial bridging and atherosclerosis: intracoronary ultrasound and pressure measurements[J]. Br Heart J, 1995, 73(5): 462–465.

[15]Kunamneni PB, Rajdev S, Krishnan P, et al.Outcome of intracoronary stenting after failed maximal medical therapy in patients with symptomatic myocardial bridge[J].Catheter Cardiovasc Interv, 2008, 71(2): 185–190.

[16]Attaran S, Moscarelli M, Athenasiou T, et al.Is coronary artery bypass grafting an acceptable alternative to myotomy for the treatment of myocardial bridging？[J].Interact Cardiovasc Thorac Surg, 2013, 16(3): 347–349.